KB117712

남자는 어떻게
일어서는가

남자는 어떻게 일어서는가

초판 1쇄 인쇄 2023년 6월 7일
초판 3쇄 발행 2024년 8월 30일

부사장 김은영
콘텐츠사업본부장 박현미
콘텐츠사업9팀장 차혜린 **콘텐츠사업9팀** 강지유, 최유진, 노현지
마케팅본부장 권장규 **마케팅1팀** 최혜령, 오서영, 문서희 **채널1팀** 박태준
미디어홍보본부장 정명찬 **브랜드관리팀** 오수미, 김은지, 이소영, 서가을
뉴미디어팀 김민정, 이지은, 홍수경, 변승주
지식교양팀 이수인, 염아라, 석찬미, 김혜원, 박장미, 박주현
편집관리팀 조세현, 김호주, 백설희 **저작권팀** 이슬, 윤제희
재무관리팀 하미선, 윤이경, 김재경, 임혜정, 이슬기, 김주영, 오지수
인사총무팀 강미숙, 지석배, 김혜진, 황종원
제작관리팀 이소현, 김소영, 김진경, 최완규, 이지우, 박예찬
물류관리팀 김형기, 김선민, 주정훈, 김선진, 한유현, 전태연, 양문현, 이민운

펴낸곳 다산북스 **출판등록** 2005년 12월 23일 제313-2005-00277호
주소 경기도 파주시 회동길 490 다산북스 파주사옥
전화 02-704-1724 **팩스** 02-703-2219 **이메일** dasanbooks@dasanbooks.com
홈페이지 www.dasan.group **블로그** blog.naver.com/dasan_books
종이 한솔PNS **인쇄** 민언프린텍 **코팅 및 후가공** 평창피앤지 **제본** 다온바인텍
ISBN 979-11-306-4342-7(03510)

다산북스(DASANBOOKS)는 책에 관한 독자 여러분의 아이디어와 원고를 기쁜 마음으로 기다리고 있습니다.
출간을 원하는 분은 다산북스 홈페이지 '원고 투고' 항목에 출간 기획서와 원고 샘플 등을 보내주세요.
머뭇거리지 말고 문을 두드리세요.

남자는 어떻게 일어서는가

· 고제익 지음 ·

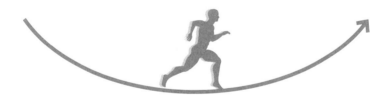

스트레스와 무기력증에서 벗어나는 남성 건강의 모든 것

다산
북

다시 일어선다는 것

대학 시절 어느 모임에서 "남자는 8로 가고 여자는 7로 간다" 는 말을 들었습니다. 이 말의 의미는 이렇습니다. 남자는 여덟 살이 되면 자신이 남자인 것을 인식합니다. 열여섯 살이 되면 2차 성징을 시작합니다. 스물네 살에 성장이 멈추고 서른두 살에 가장 멋있다고 합니다. 그리고 마흔이 되면 서서히 늙어가기 시작한다는 것이 남자에 대한 설명이었습니다. 하나하나 크게 틀린 말이 없는데 8의 배수로 딱딱 떨어지는 것이 신기해 듣던 사람들은 감탄했습니다. 여자는 7로 간다는 말 또한 일리가 있었습니다. 여자아이는 일곱 살에 자신의 성을 인식하고, 남자아이들보다 조금 빠르게 2차 성징을 시작한다는 것입니다. 사실과 크게 다르지 않습니다. 여자는 스물한 살에 모두 자라 스물여덟 살에 가장 아름답다는 말도 고개가 끄덕여집니다. 그리고 출산이라는 과정 때문에 남자에 비해 5년 일찍 나이 들기 시작한다는 것도 사람들의 공감을 자아냈습니다.

마흔이라는 나이는 삶에서 처음 맞이하는 내리막이라는 의미에서 곤혹스럽습니다. 어른이 되었다는 스무 살의 설렘, 사회구성원으로서 자리매김했다는 서른 살의 당당함과 달리 마흔은 삶의 절반을 살았다는 낙인처럼 여겨집니다. 의학의 발전으로 기대수명은 자꾸만 늘어가지만 사람들은 여전히 마흔을 생의 전환기로 여깁니다. 그래서인지 마흔이 되면 아프다는 사람이 주변에 하나둘 생기기 시작합니다. 나이가 들면서 병이 생길 확률이 높아진 이유도 있을 것이고, 마흔에 국가 검진이 시작되면서 모르고 지내던 병이 진단되는 경우도 원인이 될 것입니다.

저 또한 마흔이 되었던 해에 유독 자주 아팠습니다. 그저 나이의 앞자리가 바뀐 것뿐인데, 아무 이유 없이 피곤하고 술도 예전처럼 마시지 못하게 되었습니다. 평소 편하게 오르던 등산길에서도 숨이 턱에 차오르곤 했습니다. 그러던 어느 날 저보다 나이가 열 살 정도 많은 선배들과 함께한 자리에서 마흔을 넘기면서 생긴 여러 증상을 한탄스럽게 늘어놓았습니다. 그들은 이 시기를 어떤 모습으로 지나갔을지 궁금했기 때문입니다. 저의 푸념을 들은 선배들은 어깨를 툭 치며 이런 말을 들려주었습니다. "마흔 되면 확실히 예전보다 자주 아픈 건 사실이야. 주변 봐봐. 다른 친구들도 마찬가지야. 그러니까 너무 걱정하지 마. 곧 거기 맞춰서 금방 적응하거든." 별일 아닌 듯한 선배의 대답은 나름의 위안이 되었습니다. 마흔이 되어 아프기 시작하는 건 저 혼자만의 일이 아니었던 것입니다.

요즘 시대의 마흔은 생각할수록 짜증나는 나이입니다. 우선 직장부터 답답합니다. 위에선 고리타분한 상사가 시대가 변한 줄도 모르고 명령하는데, 아래에선 자아가 선명한 후배들이 마음에 있는 소리를 거르지 않고 합니다. 두 세대 사이에 끼어 어느 장단에 춤을 출지 고민하는 것이 일상입니다. 일을 마치고 집에 가도 편히 쉬기 어렵습니다. 결혼 시기가 다소 늦은 요즘의 사십 대 부부들을 기다리고 있는 건 육아입니다. 주말에도 가족

들과 여행을 떠나야 하니 달콤한 휴식은 어렵습니다. 먼 길 여행에 운전대라도 잡았다면 어디 좋은 곳에서 다리 뻗고 맥주 한잔하는 일도 불가능합니다. 이 나이에 접어들면 아무 생각 없이 입 벌리고 멍하게 있을 만한 틈을 어디서도 찾기가 어려운 것이 현실입니다. 더욱 답답한 것은 다가올 미래도 불안하다는 점입니다. 위를 보면 노후 준비 없이 사회로 내던져진 어르신들이 보이고, 아래를 보면 치고 올라오는 시퍼런 후배들이 등골을 서늘하게 합니다. 직장에도, 가정에도 심지어 미래에도 안식이 없어 보이는 것이 남자의 마흔입니다.

그렇다면 이렇게나 힘든 삶에 그저 적응만 하면 되는 걸까요? 너만 아픈 게 아니라 다들 그러니 괜찮다는 선배의 말은 진짜 위안일까요? 그렇지 않습니다. 다들 몸을 숙이니까 너도 숙이라는 말은 곤란합니다. 다들 아프니까 걱정 말라는 말, 나이가 들면 자연히 성기능이 떨어진다는 말, 그러니 받아들이란 말을 담고 살기엔 삶이 절반 넘게 남아 있습니다. 저는 선배의 말과 달리 어떻게든 노력해서 남들과는 달라지길 원했습니다. 함께 늙어가야 한다면 가능한 한 천천히 늙고 싶었습니다. 결국 잃어야 하는 성기능이라면 힘껏 누리다 마지막에 내려놓고 싶어졌습니다. 저의 욕심을 알게 된 여러분의 마음은 어떠신가요? 이런 욕심은 누구라도 마찬가지 아닐까요? 그 바람을 이루려면 원리를 알아야 합니다. 마흔이 넘으면 건강에 왜 문제가 생기고 성기능이 어떤 과정으로 떨어지는지 알아야 합니다. 그것을 되돌리거나 진행을 막아줄 방법을 찾고, 그 방법을 안전하게 이어나갈 요령을 배워야 합니다.

다시 단단하게 일어서는 것, 남자다운 남자로 돌아가는 것은 결코 노력 없이 이룰 수 없습니다. 정력에 좋다는 음식이나 기발한 광고로 꾸며진 영양제 따위로 쉽게 돌아오지 않습니다. 우리가 잃어버린 그 녀석, 바지 한구석에서 어디로 튀어 오를지 몰라 늘 사람을 불안하게 만들던 그 역동적인 녀석을 되찾으려면 정확한 지식과 꾸준한 행동이 필요합니다.

저는 그 방법이 바로 달리기라는 것을 말하려 합니다. 달리기를 안전하고 지속적으로 이어나갈 요령도 알려드리려 합니다. 꾸준한 달리기는 성기능을 구성하는 혈관과 신경뿐만 아니라 마음을 건강하게 유지하고 만성질환과 스트레스의 악영향을 막아내는 실질적인 효과를 가지고 있습니다. 달리기의 성기능 개선 효과는 최근 체계적인 연구를 통해 과학적으로 입증되었으며 필요한 운동 강도와 지속 시간도 확인되었습니다. 바로 그 연구 결과에 성기능에 대한 생리학과 달리기를 안전하게 해나갈 요령을 더한 것이 바로 이 책입니다.

가장 먼저 발기를 위해 우리의 신경과 혈관이 어떻게 작동하는지를 살펴봅니다. 이를 통해 스트레스가 남성의 성기능을 어떻게 좀먹는지 확실하게 알 수 있습니다. 다음으론 만성성인병이 어떻게 발생하고 어떤 과정으로 성기능을 파괴하는지, 달리기는 이로부터 어떻게 우리 몸을 지켜내는지 알아봅니다. 다소 가볍게 여겨지는 만성병들이 어떻게 성기능을 망가뜨리는지 알게 되면 떨어진 성기능과 만성병을 효과적으로 조절하고자 하는 의지를 얻게 됩니다. 달리기가 주는 마음의 안정 또한 자세하게 설명합니다. 명상에 가까운 안정감을 주는 달리기의 효능은 우울증마저 다스리는 수준입니다. 정해진 거리를 달리면서 얻는 반복적인 성취감은 성기능의 회복을 넘어 생활의 활력도 되찾게 합니다. 다음으론 성기능과 남성호르몬의 관계와 이를 높이기 위해 왜 달리기를 해야 하는지를 살펴봅니다. 여기에 요즘 문제가 되고 있는 불법 영양제와 남성호르몬 남용에 대한 설명 또한 덧붙였습니다. 이런 위험한 약물에 대한 지식은 건강을 목적에 두지 않은 잘못된 운동법으로부터 여러분을 보호해줄 것입니다. 달리기를 처음 시작하는 사람들이 알아야 할 운동 상식과 부상을 줄이는 방법도 담았습니다. 이미 잘 달리는 분들에겐 기본 상식 정도의 이야기일 수 있지만, 처음 달리기를 시작하는 분들에겐 소중한 정보가 되리라 자신합니다. 마지막으론 여성의 달리기에 대한 이야기입니다. 달리기에 의한 성기능 회복은 남성에서만 국한된 것이 아니라 남녀 모두에게 나타나는 현상입니다. 어느 커플이 반년에 가깝도록 달리기에 집중하여 남녀 모두 체력이 좋아지고 성기능이 회복되었다고 상상해봅시다. 그 결과, 두 사람 사이에 어떤 대단한 일이 벌어질지는 굳이 말로 설명하지 않아도 될 것입니다.

　이 책을 기획하고 준비한 시간이 두 해를 넘겼습니다. 긴 시간 동안 달리기를 꾸준히 이어오면서 몸의 변화를 관찰하고 그것의 기본이 되는 이론들을 정리하여 병원을 찾는 환자들과 지식을 나누었습니다. 그로 인해 발기부전 환자를 치료하는 저의 진료 방식에 상당한 변화가 생겼습니다. 기존의 방식에서 벗어나 달리기나 운동의 효과를 설명하는 데 상당한 시간을 할애하게 되었습니다. 환자들에게 정성껏 전달한 그 정보들은 제 삶까지 바꾸어놓았고, 약을 쓰지 않고도 수많은 환자들의 성생활을 충분히 개선하고 유지시킬 수 있었습니다.

그 이야기를 여기에 담았습니다. 환자들에게 들려준 것보다 더 상세하고 확실한 이야기와 저의 경험과 요령을 이 책에 잔뜩 넣었습니다. '지금 밖을 달리려면 옷장에서 무슨 옷을 꺼내야 할까? 신발장에 있는 운동화 중 달리기에 편한 것은 어떤 녀석일까? 우리 집 주변에 규칙적으로 달릴 만한 곳은 어디일까?' 저는 이 책을 읽는 내내 여러분들의 마음속에 이런 질문들이 가득하길 기대합니다.

비뇨의학과 전문의
고제익

차 례

내 마음 같지 않은 몸

남자는 어떻게 일어서는가

남자를 좀먹는 것들

남자는 어떻게 다시 일어서는가

제대로 달리는 방법

1

내 마음 같지
않은 몸

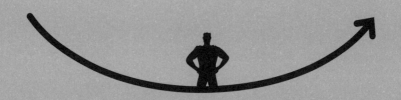

비아그라를 달라는데
달리기라니요?

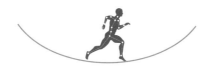

스트레스가 빼곡하게 삶을 덮치면 성욕이 떨어집니다. 이 기간이 길어지면 남성호르몬도 떨어집니다. 음경의 크기도 줄어들고 아침 발기도 사라지며 남성성은 생기를 잃습니다. 목소리도 작아지고 마음속 자신감은 어느새 녹아 없어집니다. 남자는 서른 살이 지나면 해마다 0.1씩 남성호르몬이 감소하기 시작합니다. 남성호르몬은 3에서 8 사이가 정상 범위이고, 평균적으론 5.5 정도로 측정됩니다(단위 ng/㎖). 환갑이 된 남자들이 남성호르몬 부족으로 다양한 문제를 겪기 시작하는 것도 이런 이유 때문입니다. 그런데 스트레스가 심하면 남성호르몬이 떨어지는 속도가 더욱 빨라집니다.

스트레스란 우리 몸에 가해진 위협에 대한 몸과 마음의 반응을 말합니다. 스트레스가 많다는 것은 위협을 느끼고 있다는 뜻이고, 이럴 때 우리 몸은 생존에 초점을 맞춥니다. 생각해보면 자연 상태에서 사는 인간의 성욕이 위험 상황에서 떨어지는 것은 당연한 일입니다. 성행위의 쾌감은 혼을 쏙 빼놓을 만큼 강력하기에, 위기에 놓인 인간이 성행위에 몰두하면 자연 속의 여러 위험에 의해 죽을 가능성이 증가하기 때문입니다. 안전하지 못한 상황에서 자손을 만드는 일 또한 생존 가능성을 낮춥니다. 아이가 생기면 음식도 더 구해야 하고 적으로부터 도망치기도 어려워집니다. 그래서 인간은 스트레스 상황이 되면 남성호르몬을 저절로 떨구도록 설계되어 있나 봅니다.

마흔이 되면 많은 커플에게 성생활은 뒷전이 됩니다. 스트레스로 인해 성욕은 성욕대로 떨어지고, 과도한 업무와 육아에 몸까지 지쳐 남녀 모두 성생활에 흥미를 잃습니다. 결혼하지 않았더라도 삼십 대 후반이 되면 성생활에서 조금씩 멀어집니다. 어떻게든 사회에서 자신의 자리를 찾아내려 아등바등하는 나이이기에 규칙적으로 자신을 돌보거나 성생활에 집중하기 어렵기 때문입니다. 그래서 서른 후반이 되면 아침 발기가 잦아들기 시작하고 성관계 도중 성기에 힘이 빠지는 일이 서서히 일어나기 시작합니다. 어떤 사람들은 이러한 변화에 민감하게 반응하며 성기능을 제자리로 돌려놓으려 노력하지만, 대부분의 사람들은 그저 살기 바쁘다는 이유로 몇 해가 지나도록 떨어진 성기능을 그냥 내버려둡니다.

　중요한 것은 이로써 성생활이 영원히 끝나버리지 않는다는 점입니다. 마흔 중반이 되어 어느 정도 아이가 자라고 사회적인 위치가 단단해지면 많은 커플이 스트레스에서 벗어나면서 성호르몬이 회복됩니다. 봄비가 내린 후 싹이 자라듯 돌아온 계절처럼 성욕은 우리 마음에 다시 찾아옵니다. 하지만 성욕이 회복된다고 성기능이 바로 제자리로 돌아오진 않습니다. 많은 경우 예전보다 못하단 느낌을 받고, 심한 경우 영영 돌아오지 않기도 합니다. 아침 발기도 없이 오랜 시간 음경을 내버려두면 발기와 관련된 혈관이 탄력을 잃고 해면체의 백막도 섬유화되어 신축성을 잃기 때문입니다. 그러므로 마흔의 성기능 감소를 두 손 놓고 바라만 봐선 안 됩니다. 적극적으로 원인을 찾고 해결해야 합니다. 생활이 나아지고 성욕이 돌아오면 예전처럼 든든한 강직도로 음경이 화답하도록 늘 성기능이 온전한지 살펴야 합니다. 아직 삶이 40년이나 더 남았고, 그 긴 시간을 성기능 없이 보낸다는 것은 남녀 모두에게 불행한 일이기 때문입니다.

성기능이 우리가 모르는 숨은 질병에 영향을 받을 수 있다는 사실 또한 염두에 두어야 합니다. 음경혈관은 심장혈관보다 직경이 가늘어서 혈관에 질환이 생기면 심장질환보다 발기부전이 먼저 찾아옵니다. 실제로 발기부전이 있는 사람이 생활 변화를 전혀 주지 않고 그대로 살아갈 경우 심혈관 질환이 생길 가능성이 높아진다는 연구 결과가 많습니다. 당뇨나 고지혈증 또한 발기부전을 만들며 이를 오래 방치하면 음경이 아닌 뇌혈관까지 망가뜨립니다. 뇌혈관이 망가지면 발기부전으로 끝나는 것이 아니라 죽고 사는 문제가 발생합니다. 그러니 발기에 문제가 생기면 생명을 위협하는 큰 질병이 뒤에 숨어 있을 가능성을 열어두어야 합니다. 발기부전을 그저 하나의 증상으로 얕보지 않고 전신 건강을 살필 전반적인 위협 신호로 받아들여야 하는 것입니다.

이런 의미에서 성기능은 건강을 위협하는 숨은 문제들을 비춰주는 마법의 거울이라고 할 수 있습니다. 노년이 아닌데 발기력에 문제를 느낀다면 마법의 거울이 숨은 질병에 대해 경고해 주는 것이라 여겨야 합니다. 그러니 환갑도 되기 전에 시들어버린 아침 발기를 확인했다면, 성관계 도중 원하는 시점까지 충분히 발기를 유지하지 못했다면 효과도 없는 정력제나 순간적인 효과만 가진 처방약에 의존하지 말고 자신의 몸과 마음의 문제를 철저히 점검해야 합니다.

시들어가는 남자, 달리기를 소개합니다

스트레스 속에서도 성기능을 꾸준히 유지하고 몸과 마음의 질병과 나쁜 습관들을 한 번에 해결할 수 있는 방법이 있다면 어떨까요? 일단 그런 보약이 있다면 정말 비쌀 것입니다. 그렇게 탁월한 효능을 가진 짐승이나 약초가 있다면 아시아 대륙에선 이내 멸종될 것입니다. 솔직히 그런 보약이나 식품은 존재하지 않습니다. 행여 있다 해도 우리 손에 들어오지 못할 것입니다. 그런데 이런 놀라운 효능을 가진 운동이 있습니다. 배우는 데 큰 돈이 들지도 않고 튼튼한 두 다리만 있으면 언제나 할 수 있는 달리기입니다.

저는 오랜 시간의 자료 수집과 온라인 강의를 통해 달리기가 이 모든 과정을 한꺼번에 이루어낼 수 있는 처방이란 사실을 알게 되었습니다. 달리기를 통해 잃어버린 건강을 되찾고 약해진 성기능이 다시 회복되는 것을 경험하면서 달리기가 건강과 성기능을 동시에 지켜줄 든든한 방패라는 사실을 확신하게 되었습니다.

"비아그라 달라는데 뜬금없이 달리기라뇨!"

실제로 이렇게 저에게 소리를 지른 환자가 있습니다. "정말 쓸데없이 말만 많네!" 하며 욕설을 퍼부은 중년 남자도 있습니다. 간단히 발기부전 치료제 몇 알 구하러 왔다가 약보단 운동이 먼저라는 설명을 하는 제가 그리 반갑지 않았던 모양입니다. 그럼에도 불구하고 저는 여전히 환자들에게 달리기를 권합니다. 왜 달려야 하는지 설명하고 어떻게 달릴지 알려줍니다. 제가 이렇게 달리기를 권하는 것은 그 운동의 효과가 가지는 복합성과 지속성 때문입니다. 달리기의 효과는 결코 성기능 개선에만 그치지 않습니다. 혈관을 젊게 만들고 신경 기능을 되돌리며 만성 질환을 억제합니다. 스트레스를 줄이고 우울증을 개선합니다. 하나를 위해 시작한 일이 여러 효과를 동시에 불러일으키는데, 계속하기만 하면 그 효과가 지속됩니다. 이런 꾸준하면서도 복합적인 효과는 매일 먹는 발기부전 치료제로도 따라갈 수 없습니다. 남성호르몬을 맞는다 해도 건강 전체를 골고루 좋아지게 만들지는 못합니다.

성기능이 떨어지면 약보다 달리기를 해야 합니다. 그게 순서입니다. 발기부전 치료제와 호르몬 주사는 달리기를 꾸준히 하더라도 성기능이 떨어지는 노년의 삶을 위해 아껴두는 편이 현명합니다. 요즘은 발기부전 치료제를 넘어 부작용의 우려가 있는 발기 유발 주사를 원하는 젊은 사람들이 부쩍 늘었습니다. 그들은 먹는 약이 흡수되는 시간조차 기다리지 못해 자신의 음경에 위험한 약물을 겁도 없이 주사합니다. 그런 사람들을 보고 있자면 '언 발에 오줌 누기'란 속담이 떠오릅니다. 이런 행동은 시간이 조금만 지나면 더욱 나쁜 상황을 만듭니다. 발이 젖어 얼었을 때 필요한 것은 오줌이 아닌 모닥불입니다. 차가운 발에 온기를 전해주고 신발과 양말을 말려 상황을 근본적으로 해결하는 모닥불 말입니다. 이렇듯 성기능을 떨어뜨리는 원인들을 뿌리부터 복합적으로 해결해줄 방법이 바로 달리기입니다. 달리기는 성기능을 넘어 건강을 지켜주고 심지어 노화 속도도 더디게 만들어줍니다.

건강의 숨은 문제를 비춰주는 '성기능', 그것을 효과적으로 해결해줄 '달리기'. 이제 그 이야기를 본격적으로 시작해봅시다.

남자가 달리면
일어나는 일

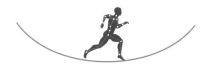

성행위를 위해선 발기라는 과정이 필요합니다. 발기되지 않은 음경은 작고 말랑해서 여성의 생식기로 들어갈 수 없기 때문입니다. 삽입이 가능한 단단함을 만들었다 하더라도, 사정에 이를 때까지 발기 상태를 유지하지 못하면 그 발기는 의미를 잃습니다. 발기의 강도도 중요하지만 지속력도 중요합니다. 이 두 요소가 동시에 갖추어져야만 시작과 끝이 있는 일련의 성행위가 가능해집니다. '음경을 부풀려 꼿꼿하게 만들고, 그것을 사정 전까지 유지하는 힘'. 이것이 바로 성기능의 진정한 의미이고 만족스러운 성관계의 반석입니다.

성적 만족감은 남녀 모두에게 중요합니다. 이를 통해 서로의 가까움을 확인하고 유대감을 다집니다. 성행위는 자손을 만들기 위한 단순한 교미 이상의 의미를 가지고 있습니다. 어떤 목적을 위한 수행의 개념보다는 만족감을 주고받는 교류의 의미로 해석해야 합니다. 그런데 발기력이 무너지면 그 누구도 성적 만족감에 도달할 수 없습니다. 여성은 파도처럼 몰아친다는 오르가슴을 느낄 수 없고, 남성은 사정할 기회를 얻지 못합니다. 서로의 만족감을 모두 잃게 되는 원인이 오직 음경의 발기에 의해 좌우됩니다. 이 때문에 남성들은 상당한 부담감을 느낄 수밖에 없습니다.

그런 이유로 수많은 남성들은 발기라는 기능을 무척 소중하게 여깁니다. 단단하던 음경에서 약간이라도 힘이 빠지거나 발기에 대한 반응이 느려지면 화들짝 놀라 치료제를 구하고 정력에 도움된다는 음식을 찾아다니기 시작합니다. 강산이 두 번 변할 동안 비뇨의학과 의사로 살아온 저는 이런 남성들을 수도 없이 마주했습니다. 몇 년 전까지만 해도 발기부전으로 병원에 약을 타러 온 사람들은 대부분 자신의 증상을 자세히 말하고 싶어 하지 않았습니다. 발기부전은 복잡한 요소들이 여러 각도에서 작용해 나타나는 현상임에도, 그들은 자신의 삶과 증상에 대해 상담하기를 원하지 않았습니다. 그저 얼른 약만 타서 돌아가길 원했습니다. 아마도 자신이 부끄러워하는 이야기를 군이 꺼내 토론하고 싶지 않기 때문이었을 것입니다.

저의 태도 또한 크게 다르지 않았습니다. 얼른 약만 타가길 원하는 사람을 붙들고 군이 깊이 있는 대화를 할 필요를 느끼지 못했기 때문입니다. 그저 숨어 있을 위험 요소와 발생 가능한 부작용만 확인하곤, 원하는 만큼의 발기부전 치료제만 처방해주는 경우가 대부분이었습니다. 약물의 효과가 워낙 좋기에 그렇게 해도 불평하는 사람이 없었습니다. 그런데 시대가 변하고 사람들의 생각이 변하면서 단답형의 상담이 아닌 깊이 있는 대화를 원하는 사람들이 나타나기 시작했습니다. 그들은 즉각적인 약 처방 대신 이런 질문을 던졌습니다.

"이런 일시적인 약물요법 말고, 생활에서 노력할 수 있으면서도 근본적인 치료가 되는 해결책은 없나요?"

남자는 어떻게 일어서는가

규칙적인
유산소 운동의 힘

솔직히 말하자면 이 질문을 처음 들었을 때는 그렇게 성실한 답변을 하지 못했습니다. 그저 "젊더라도 많이 피곤하거나 긴장하면 그럴 수 있지요"라든가 "나이가 드는 걸 누가 막을 수 있을까요?" 정도의 대답으로 얼버무렸습니다. 그리고 약의 이름을 적은 처방전을 드렸습니다. 그런데 그런 질문의 빈도가 점점 잦아졌습니다. 시대적인 인식이 변하면서 몸에 대한 이해를 통해 자신의 상황을 능동적으로 바꿔보고자 하는 이들이 늘기 시작한 것입니다.

저는 다른 비뇨의학과 전문의들에게 여기에 대한 뾰족한 답이 있을까 수소문했습니다. 그러나 대부분 저와 비슷한 방법으로 얼버무리고 있거나, 저보다도 짧은 단답형의 진료를 보고 있었습니다. 저는 그때 비뇨의학과 의사들이 발기부전에 대한 생활 습관 개선에 대해 깊이 있게 배우거나 생각해본 적이 없다는 것을 알게 되었습니다. 치료제나 수술의 원리, 과정, 결과들은 무척이나 열심히 배우고 토론했지만 생활 개선이나 운동을 통해 발기력을 되찾는 방법은 배운 적이 없었던 게 아닌가 하는 생각이 들었습니다. 저는 그 생각이 진실인지 확인하기 위해 전공의 시절 읽던 비뇨의학과 교과서를 찾았습니다. 발기부전 챕터를 펴고 발기부전 치료에 대한 부분을 읽었습니다. 그 문단은 이렇게 시작합니다.

> "발기부전증의 치료는 내과적 치료와 외과적 치료로 나뉘며, 내과적 치료로는 약물 복용, 음경해면체 내 발기 유발제의 자가 주사 등이 이용된다."

생활 개선이나 운동요법에 대한 언급 자체가 없었습니다. 저보다 다음 판본의 교과서로 공부한 후배의 책 또한 마찬가지였습니다. 비뇨의학과 의사가 약물요법 이외에 다른 방법을 설명하지 않는 이유는 당연했습니다. 발기부전을 치료할 때 운동과 생활 개선에 대해 전혀 배우지 않았기 때문입니다. 비뇨의학과 의사들은 운동 부족과 비만과 각종 성인병이 성기능을 떨어뜨린다는 것을 확실히 알고 있습니다. 하지만 정작 발기부전을 치료할 때는 그 지식을 전혀 활용하지 못했습니다. 어떤 운동을 얼마나 오래, 어떤 강도로 얼마나 자주 해야 하는지를 알지 못했기 때문입니다. 살을 빼고 운동을 하면 각종 성인병이 좋아지고 발기력이 개선된다는 이야기는 당연한 상식입니다. 하지만 비뇨의학과 의사들이 이를 친절하게 설명해준다 해도 환자들의 삶은 크게 변하지 않습니다. 그것을 실천할 방법을 모르기 때문입니다. 하지만 저에겐 혹시나 하는 마음이 있었습니다. 펼쳐 본 비뇨의학과 교과서가 저의 전공의 시절 책이었기에, 최신 비뇨의학과 교과서를 주문했습니다. 의학 교과서는 몇 해마다 새로이 입증된 사실을 업데이트하니 이에 대한 최신 진료 지침이 생겼는지 확인하고 싶었습니다. 택배 문자가 오고, 책이 오고, 저는 발기부전 챕터를 펴고 생활 개선에 대한 장을 찾았습니다. 거기에 이런 문장이 적혀 있었습니다.

> "운동 부족은 발기부전의 원인이 될 수 있으며, 적당량의 유산소 운동을 한 번에 40분 정도, 일주일에 3~4회씩 적어도 3개월 유지하는 것이 도움이 된다."

새로운 진료 지침이 생긴 것입니다! 어떤 운동을 얼마나 해야 할지 정확한 기준이 적혀 있었습니다. 유산소 운동을 일주일에 3~4회, 40분씩 적어도 3개월을 해야 한다는 지침이었습니다. 그런데 여기에는 어떤 강도로 해야 한다는 기준이 빠져 있었습니다. 교과서에 실린 내용은 대부분 믿을 만한 연구 결과를 바탕으로 하기에 그 지침의 근본이 어디서 유래했는지 당장 찾아봤습니다. 만약 실험 논문이라면 거기엔 운동 강도의 기준이 나와 있을 것이기 때문입니다. 얼마 되지 않아 몇 해 전에 발행된 논문을 어렵지 않게 찾을 수 있었습니다. 그 논문의 결론에 제가 찾던 모든 답을 담은 문장이 있었습니다.

> "운동 부족과 비만, 성인병, 심혈관질환을 통해 발기부전
> 이 발생한 남성들은 중고강도의 유산소 운동을 40분 동안
> 일주일에 4회, 그리고 이 운동요법을 적어도 6개월 이상
> 할 경우 발기부전이 개선된다."

제가 원하는 네 가지 요소를 넘어, 효과를 보기 위해 얼마나 운동을 해야 하는지까지 알게 된 저는 흥분할 수밖에 없었습니다. 중고강도 운동이라면 본인의 최대 심박수의 70~75퍼센트 정도를 유지하는 운동을 말합니다. 여기서 말하는 자신의 최대 심박수를 아는 법은 쉽습니다. 220에서 나이를 빼면 됩니다. 마흔인 사람이 운동을 한다면 220-40=180, 180이 최대 심박수입니다. 최대 심박수 180회의 70~75퍼센트는 126~135회입니다. 이

나이대 남자의 중고강도 운동은 심박수를 대략 130회 정도 유지하는 운동인 것입니다. 요즘은 심박수를 측정해주는 시계가 많습니다. 그런 스마트워치를 켜고 평균 심박을 130 정도로 유지하거나 그보다 약간 위를 그리도록 40분간 일주일에 네 번 운동하면 되는 것입니다.

환자들에게 권할 운동의 양과 강도를 알게 되었으니 이제 마지막 요소, 어떤 유산소 운동을 권할지 정해야 했습니다. 연구에선 달리기 이외에도 수영이나 사이클이 포함돼 있었습니다. 유산소 운동이라면 달리기뿐 아니라 다른 것도 문제가 없습니다. 줄넘기나 복싱 또한 긍정적인 작용을 할 것입니다. 하지만 어떤 사람에게나 편히 권할 유산소 운동을 생각하니 결론은 달리기일 수밖에 없었습니다. 실외 자전거는 전용 도로까지 가야만 운동이 되는 속도로 탈 수 있고, 수영 또한 정해진 장소에서만 할 수 있으니 시간과 장소에 제약을 받습니다. 이에 비해 달리기는 두 다리만 멀쩡하다면 누구나 언제든지 신발만 신고 밖으로 나가 할 수 있는 운동입니다. 언제 어디서나 운동화만 있으면 할 수 있다는 점에서 달리기를 따라올 유산소 운동은 없는 것입니다.

온몸으로 느낀
달리기의 효과

새로운 정보를 찾고 거기에 부합한 운동을 결정하고 나서 가장 먼저 한 것은 두꺼운 점퍼를 사는 일이었습니다. 유산소 운동이 성기능 개선에 도움이 된다는 사실을 알게 된 것이 한겨울이었고, 이를 실천하기 위해 야외를 달리기로 마음먹었기 때문입니다. 사실 이 당시 저의 운동량은 부족한 편이 아니었습니다. 출근길에 일부러라도 30분 정도는 산을 걷기 위해 직장에서 먼 곳에 주차하는 버릇이 있었기에 평균적인 수준의 운동은 하는 편이었습니다. 하지만 하루 8시간 이상을 앉은 채로 일해야 하는 근무 환경과 하루 한 갑을 꽉 채운 흡연의 영향으로 저의 체력과 성기능은 해마다 떨어지고 있었습니다. 그래서 가벼운 등산에 머물지 않고 본격적으로 달려보기로 작정을 한 것입니다.

달리기는 등산과 달리 여러 장점이 있었습니다. 우선 운동을 위해 산까지 가야 하는 이동 거리가 필요하지 않았습니다. 어두운 밤이 되어도 골목길을 달리면 되기 때문에 어떤 곳도 운동 트랙이 될 수 있습니다. 장비가 필요 없다는 것도 좋았습니다. 갑자기 시간이 생겨 달리고 싶어지면 그 근처 목욕탕을 검색한 다음,

달리고 싶은 만큼 달리고 목욕탕으로 뛰어들어가 샤워를 했습니다. 필요한 것은 늘 가지고 다니는 여벌의 속옷과 현금 7000원뿐이었습니다. 그렇게 하기를 3개월. 주위의 조언을 받아 무리하지 않고 조금씩 성장하면서 크고 작은 장애들을 극복해나갔습니다. 심지어 달리기를 할 때 마시는 맑은 공기의 맛을 알게 되자 어렵지 않게 담배도 끊게 되었습니다.

사실 등산과 달리기를 시작하기 이전의 저는 담배만 많이 피우는 게 아니라 술도 일주일에 다섯 번을 마시던 사람이었습니다. 한 번 시작한 술자리는 3차를 넘기기 전에는 결코 끝나지 않았습니다. 하루 한 갑의 담배와 매일에 가까운 폭음, 그리고 그에 합당한 수면 부족을 짊어지고 20년 가까이 살아온 저는 잦은 지각과 더불어 늘 예민한 사람으로 소문나 있었습니다. 그런데 담배를 끊고 규칙적인 유산소 운동이 습관이 되자 몸의 변화를 조금씩 느끼기 시작했습니다. 가장 먼저 일터에서 느끼던 무지막지한 피로감이 사라졌습니다. 오후 4시만 되면 바닥에서 커다란 손이 나타나 온몸을 밑으로 당기는 듯한 피로감을 느끼는 것이 일상이었는데, 그 증상이 말끔히 사라졌습니다. 술을 적당히 마신 날은 다음 날 이를 인지하지 못할 정도로 개운하게 일어났고, 맑은 정신으로 일어나다 보니 업무 시간에 발생하는 다양한 짜증으로부터 유연한 사람이 되었습니다.

상쾌한 기분으로 아침을 맞이하게 된 것은 달리기가 저에게 준 가장 큰 선물이었습니다. 만취한 상태에서도 잠들지 못해 수면제를 찾아 가방 구석구석을 뒤지던 제가 특별한 어려움 없이 잠드는 날이 늘어나기 시작했습니다. 그리고 남자로서 가장 중요한 변화인 아침 발기 때문에 잠에서 깨기 시작했습니다. 여러분은 아침 발기 때문에 성기가 뻐근해 잠에서 깨본 적이 언제인가요? 제 경우에 그런 일은 중학생 시절에나 있었습니다. 이렇게 찾아온 발기력 향상은 달리면 달릴수록 나아졌습니다. 낮잠을 잠깐 자도 발기해 있고, 집으로 가는 택시 뒷자리에서 졸다 깨도 단단하게 발기해 있는 저를 발견했습니다. 이런 변화를 온몸으로 고스란히 느낀 저는 한 사람의 비뇨의학과 의사로서 이런 결론을 내렸습니다.

'달리기는 발기부전의 근본적인 치료제가 될 수 있다!'

달리기는 확실히 성기능을 회복시킵니다. 과학적인 연구를 통해 발표되었고, 교과서에도 실려 공신력을 얻었습니다. 그리고 생활이 엉망인 나이 마흔의 비뇨의학과 의사가 직접 달려보

남자는 어떻게 일어서는가

고 효능을 체험하기까지 했습니다. 이는 달리기의 효과가 직관적인 추측의 결과물이 아닌 보편적인 사실일 가능성이 높고, 실행만 하면 성공할 확률 또한 높다는 뜻입니다. 인풋이 달리기인데 아웃풋이 짱짱한 성기능입니다. 덤으로 주는 것이 활력 있는 생활입니다.

책의 시작이 다소 단도직입적이었을지 모르겠습니다. 어떤 강도로 얼마나 달릴지를 처음부터 바로 말해버렸으니까요. 하지만 아직도 책을 읽어나가야 할 이유는 충분합니다. 뒤이어 남성의 몸이 어떻게 작동하는지, 현대를 살아가며 어떤 방식으로 그 기능들이 망가지는지 상세하게 설명할 것이니까요. 그리고 달리기가 그것들은 어떻게 속 시원히 해결해주는지도 제시할 것입니다. '얼마나 달릴까'에 이어, '왜 달려야 할까?'라는 질문에 대한 답을 조목조목 짚어보겠습니다.

이제 남자의 몸 이야기입니다. 혈액이 몰려든 음경이 팽창하는 이야기입니다. 언제 발기하고 어떻게 사정하는지에 대한 비밀이 이어집니다.

2

남자는 어떻게
일어서는가

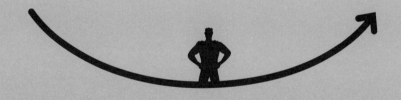

남자를 일어서게 하는 신호

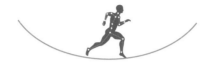

　　남성들의 무너진 성기능을 이해하고, 그것을 달리기로 극복해나가는 과정을 배우는 것이 이 책의 목적입니다. 성기능의 작동 방식과 그것이 왜 망가지는지 알린 다음, 달리기로 그 방해요소를 하나씩 지워가는 것이 이 책의 진행 방향입니다. 이제부터 우리 몸에 (달랑달랑) 달린 그 소중한 녀석이 어떻게 발기하고 당당함을 유지하며 우리의 유전자를 담은 액체를 어떤 방법으로 분출하는지 그 이론을 차분히 배울 것입니다.

"발기하세요!" 외치신 분?

크고 단단해진 음경을 여성의 생식기에 삽입하고 반복적인 자극을 통해 성적 극치감에 도달해 사정에 이르는 것. 이것이 남성의 입장에서 본 성행위의 요약입니다. 그리고 남성은 이 과정을 통해 자신의 정자를 여성의 몸에 전달할 수 있습니다. 성행위에는 여러 가지 요소와 절차가 함께 들어 있지만, 그 시작은 발기입니다. 발기가 되어야 삽입을 할 수 있고 성행위가 시작됩니다. 발기는 혈액이 일시적으로 음경에 몰리면서 생겨납니다. 그렇다면 이런 변화는 어떤 명령에 의해 일어날까요?

시작부터 군대 이야기를 해서 죄송하지만, 이해를 돕기 위해 이등병을 한 명 소환하겠습니다. 연병장 한구석에서 땀을 뻘뻘 흘리며 복숭아나무를 심는 이등병이 있습니다. 이제 이 병사가 무슨 이유로 거기에 나무를 심고 있는지 추측해봅시다.

우선 지나가던 사단장이 아무 이유도 없이 "이 부대엔 왜 과실수가 없는가?"라는 말을 했을 가능성이 있습니다. 예전엔 높은 분이 부대 시찰을 오면, 장병들이 그분이 지나갈 아스팔트 도로를 치약으로 일일이 닦던 시절이 있었습니다. 그런 시절이면 그분의 말에 딱히 이유가 없다 해도 이런 일은 충분히 일어날 수 있습니다. 또는 고참인 병사가 이등병을 골탕 먹이기 위해 어디선가 복숭아나무를 구해와서 연병장 한구석에 심어두라고 했을 수도 있습니다. 이건 실제로 있었던 일인데요, 제 친구는 아직도 술에 취하면 그 일을 시킨 고참 욕을 합니다. 그런데 뜻밖에도 이 일이 고참이 아닌 이등병 본인의 의사일 수도 있습니다. 이등병이 어느 과수원을 지나던 길에 솎아내어 뽑힌 나무가 아까워, 그걸 주워와 부대 안에 심었을지 모릅니다. 그렇게 심어두면 정말 복숭아가 열리는지 궁금했던 것이죠. 이렇듯 '어느 이등병이 연병장에 복숭아나무를 심는다'라는 행동은 하나이지만, 이를 명령한 주체는 사단장, 고참, 이등병 자신으로 각기 다를 수 있습니다.

발기라는 현상도 이와 비슷하게 명령의 주체가 세 곳입니다. 하나는 대뇌, 하나는 척추신경, 하나는 전반적인 신경계입니다. 대뇌는 성관계를 가질 가능성이 있으면 발기를 명령하고, 척추는 생식기에 물리적인 자극이 들어오면 대뇌에 보고도 하지 않고 발기를 명령해버립니다. 그리고 전반적인 신경계는 매일 아침 알 수 없는 기전으로 반복적인 발기를 만들어냅니다. 여기서 한 가지 알아둬야 할 것은 발기에 대한 신경계의 명령은 신경다발을 통해 일어난다는 점입니다. 이는 당연한 소리 같지만 당연하지 않습니다. 우리 중추신경계는 호르몬의 분비를 통해서도 몸에 명령을 내릴 수 있습니다. 어떤 명령은 전기적 신호를 통해 전해지고, 또 어떤 명령은 혈관을 통해 화학적으로 전달됩니다. 발기처럼 즉각적인 반응이 필요한 변화는 신경다발을 통해 전기적으로 일어나는 것이 옳습니다. 호르몬을 통한 신호 전달은 너무 느리기 때문입니다. 늘 입맞춤까지만 허락하던 8년 사귄 여자친구가 어느 날 갑자기 그다음을 암시하는 신호를 보냈을 때, 발기 신호를 담은 호르몬이 그제야 뇌에서 출발해 혈관을 타고 흘러 흘러 흘러 음경까지 4시간 만에 전달된다고 가정해보면 그 결과는 생각만 해도 끔찍합니다.

> 인간의 발기는 세 곳에서 내려진 명령에 의해 각기 다르게 일어나며, 이 명령은 신경다발을 통해 즉시 전달된다.

지금까지의 내용을 간단히 정리하면 이렇습니다. 이제 세 가지 발기 명령을 자세히 살펴보고 그것이 가진 의미를 생각해볼 차례입니다. 첫 번째 발기는 우리가 생각하는 바로 그 발기입니다. 야한 장면을 보았을 때 하게 되는 발기, 성행위와 비슷한 야

릇한 소리를 들었을 때 하는 그 발기입니다. 이런 발기는 귀나 유두 같은 성적으로 예민한 부분을 만져주어도 일어날 수 있습니다. 여자친구의 향수 냄새를 맡고 반응이 올 수도 있고, 어젯밤 나누었던 잠자리를 다시 생각하다 발기가 될 수도 있습니다. 여하튼 성관계를 암시하거나, 기억을 불러일으키거나, 성적인 장면을 눈으로 보게 되면 남성의 대뇌는 이 모든 정보를 성관계가 임박했다는 상황으로 받아들이고 발기 명령을 내립니다.

'섹스를 해야 할 상황인 듯하니 일단 발기하고 대기하라.' 이것이 성적인 자극을 인지한 대뇌가 내린 명령이며, 이에 의한 발기는 자극이 유지되는 동안 길게 지속됩니다. 이런 발기 신호는 우리 몸을 알아서 조절하는 자율신경을 통해 전달됩니다. 잠시 생각해보면 알 수 있듯이 우리는 발기를 마음대로 조절할 수 없습니다. 다른 건 몰라도 그것만은 내 의지대로 조절하고 싶은데, 그곳엔 우리의 의지가 닿는 신경이 연결되어 있지 않습니다. 대뇌에 의한 발기는 우리가 안전하다고 느끼고 몸과 마음에 스트레스가 낮을 때, 그때 성적인 자극을 받으면 저절로 (자기 멋대로) 일어납니다. 이렇듯 의지로 조절할 수 없는 신경을 통한 발기 명령 체계는 우리가 모르는 요소들에 의해 다양하게 방해받을 수 있습니다. 이 이야기는 뒤에서 자세하게 다룰 것입니다.

두 번째 발기는 촉각에 의한 반사성 발기입니다. 남성의 음경이나 고환, 귀두, 허벅지 등 생식기와 그 주변에 물리적인 자극을 가하면 성적인 자극 없이도 발기가 일어날 수 있습니다. 이런 신경 작용은 척추반사에 의한 것으로, 대뇌를 거치지 않습니다. 인지나 판단이 전혀 개입하지 않는 것입니다. 막을 수도 없고 막을 필요도 없는 것이 바로 이 발기입니다. 병원에 가면 척추가 손상된 환자들을 진단하기 위해 무릎 인대를 고무망치로 두드려 다리가 반사적으로 튀어 올라오는지 검사할 때가 있습니다. 그 반사적인 움직임은 대뇌의 개입 없이 척추반사의 원리만으로 일어납니다. 이와 유사한 반사성 발기는 어떤 가치 판단도 개입될 필요가 없습니다. 신경이 연결되어 있기만 하면 일어나는 발기이기 때문입니다.

반사적인 발기는 가끔 오해를 불러일으킵니다. 얼마 전 동창회에 가서 친구에게 재미있는 질문을 들었습니다. 친구는 목과 허리가 잘 굳는 편이라 스포츠마사지를 받으러 자주 다니는데, 단골로 찾아가는 센터의 영감님이 골반을 풀어주거나 허벅지를 자극하면 여지없이 발기하는 자신이 너무 당황스럽다는 것입니다. 머리가 반 벗겨진 영감님에게 무의식적인 성욕을 가진 게 아닌가 하는 게 그 친구의 고민이었습니다. 물론 다른 남자의 손

길에 갑자기 발기되는 자신의 모습에 당황할 수 있습니다. 특히 발기가 성적인 상황에서만 일어난다는 상식을 가진 사람이라면 더욱 그럴 것입니다. 그 친구는 반사성 발기에 대한 제 설명을 상세하게 듣고 나서야 후련한 표정을 지었습니다. 마사지센터 영감님을 바라보는 친구의 마음에 평화가 찾아든 것입니다. 이렇듯 물리적 자극에 의해 척추반사가 일으킨 발기에는 특별한 의미를 둘 필요가 없습니다. 물이 위에서 아래로 흐르듯, 그저 자연스러운 일입니다.

마지막은 아침마다 치는 텐트, 아침 발기입니다. 아침 발기는 REM수면이라 불리는 수면 구간과 새벽 시간에 급격히 올라가는 남성호르몬이 만나 일어나는 현상입니다. 그런데 이를 조절하는 정확한 신경기전은 아직 밝혀지지 않았습니다. 그저 대뇌와 척추 전반의 신경 조절이 동시에 일으키는 것으로 파악하고 있습니다. 그래서 아침 발기는 잠의 길이가 짧거나 불규칙하면, 남성호르몬이 떨어지면, 척추를 크게 다치면 사라집니다. 성관계와 무관해 보이는 아침 발기가 일어나는 이유는 아직 명확하지 않습니다. 하지만 의사들은 이런 아침 발기에 중요한 의미가 담겨 있을 거라 추측합니다. 우리 몸이 아침 발기를 통해 발기와 연관된 음경조직에 산소와 영양분을 규칙적으로 공급하여, 언제든 성관계에 돌입할 수 있도록 점검하고 준비해두는 것이라 여기는 것입니다.

그래서 저는 규칙적인 성생활이 없는 환자들을 만나면 아침 발기의 유무를 먼저 확인하고, 그 중요성을 예비군 훈련에 비유해가며 강조합니다. 굳이 전쟁을 겪지 않더라도 예비군 훈련을 꾸준히 이어나간 나라는 갑작스런 적국의 침략에 훌륭히 대비할 수 있습니다. 아침 발기 또한 언제든 벌어질 수 있는 섹스라는 응급 상황에 대비해 아침마다 혈관과 해면체를 팽창시켜 혈액을 동원하는 일종의 모의 훈련인 것입니다. 그러니 예비군 훈련은 미워해도 아침 발기는 아껴줘야 합니다. 아침 발기는 음경 혈관의 직경과 운동성, 음경백막의 탄성, 부교감신경의 전도 속도를 유지해 언제든 대량의 혈액을 해면체 속으로 유치할 수 있도록 준비하는 장치이기 때문입니다.

권하는 것, 금하는 것

잠시 성관계가 없는 상태에서 아침 발기마저 사라지면 어떻게 될지 상상해봅시다. 미혼에 솔로인 한 남자의 아침 발기가 어느 날 사라졌습니다. 선물 받은 장미가 서서히 말라가듯이 그의 아침 발기는 그렇게 사라졌습니다. 당장은 별일이 일어나지 않습니다. 예비군 훈련장은 고요하고 그의 음경은 조용히 오줌 누는 일에 집중할 뿐입니다. 늘 그랬듯 그는 그저 열심히 살아가며 '요즘은 아침 발기가 없네…' 하는 생각만 가끔 할 뿐, 큰 고민 없이 몇 해를 보내게 됩니다. 그러던 어느 날 그의 성실함에 반한 예쁜 여자 동료가 마음을 고백해왔습니다. 이후 만남을 이어가던 중 그는 저녁 식사 도중 술에 취한 채 그녀의 집으로 초대되었습니다. 그의 무의식이 음경에게 말합니다. "드디어 발기할 기회가 왔어!" 하지만 그가 원하는 단단한 발기는 그리 쉽게 찾아오지 않습니다. 오랜 시간 발기하지 않은 그의 음경 속 혈관과 해면체는 이미 딱딱하게 굳었기 때문입니다. 혈관으로 이어진 신경회로도 긴 시간 사용하지 않아 신호가 잘 가지 않습니다. 게다가 그는 너무 오랜만에 성관계를 갖게 되어 긴장하고 말았습니다. 긴장 뒤를 몰래 따라온 교감신경은 그의 음경에 바짝 달라붙어 부교감신경이 내릴 축복을 가로막습니다. 이야기의 주인공은 결국 저녁 식사에서 맥주를 잔뜩 마신 탓에 그녀의 집에서 오줌만 누고 라면은 먹지 못한 채 나오게 됩니다.

오랜 시간 만나는 사람이 없어 성생활이 없는 남성들이 종종 진료실을 찾아옵니다. 이렇게 음경을 가만히 두어도 되는지 묻고 싶어서 말입니다. 사라진 아침 발기에 대해서도 이야기합니다. '그게 없어도 되냐?'라는 게 그분들의 궁금증입니다. 당연히 남자는 정기적으로 성관계를 가지는 게 좋습니다. 그리고 성기능을 유지해줄 아침 발기도 있어야 합니다. 그래서 배우자나 여자친구가 없는 분들이 아침 발기가 시들하다고 하면 저는 규칙적인 자위를 권합니다. 일주일에 한두 번이라도 좋으니 성기능을 사용하고 유지하라고 설명합니다. 음경이 그저 소변을 보는 통로가 아닌 발기라는 작용이 있다는 것을 몸에 꾸준히 인식시켜 기능을 유지하도록 말입니다. 그리고 아침 발기를 되찾기 위해 두 가지를 권하고 두 가지를 금합니다. 잠을 충분히 자고 남성호르몬을 높여줄 운동을 꾸준히 할 것. 이것이 아침 발기를 위해 권하는 두 가지입니다. 음경혈관을 수축시키는 담배를 끊고 음경신경과 혈관을 동시에 망가뜨리는 비만에서 벗어날 것. 이것이 아침 발기를 위해 피해야 할 두 가지입니다.

남자는 어떻게 일어서는가

뜻대로 되는 것과
되지 않는 것

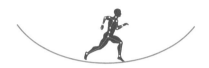

　앞선 이론편에서 발기에 세 가지 종류가 있다는 것을 알게 되었습니다. 그중에서 물리적인 자극에 의한 반사적인 발기는 성기능의 유지나 발휘에 큰 영향을 주지 않는 것이기에, 개선을 위한 노력을 기울일 만한 영역이 아닙니다. 신경계 전반에서 만들어내는 아침 발기는 유지·보수의 의미에서 무척 소중하다는 것을 배울 수 있었지만, 이 또한 간접적인 영역을 넘지 못하기에 잠자리에서 직접적인 위력을 발휘하는 부분은 아닙니다. 결국 성기능의 직접적인 향상을 위해 신경 써야 하는 것은 대뇌가 직접 부교감신경을 통해 내리는 명령에 의한 발기입니다.

우리 몸의 거의 모든 변화는 대뇌의 조절 아래에 있습니다. 혈관의 굵기 조절이나 내장의 움직임, 근육을 움직여 운동을 하게 만드는 모든 조절은 대뇌에서 신경을 통해 만들어냅니다. 그런데 조절해야 하는 부분이 너무 많고 다양하기에, 우리의 대뇌는 그 모든 것을 일일이 인식해서 명령하지 않습니다. 어떤 부분은 의지를 통해 일일이 조절하고, 어떤 부분은 자동으로 이루어지게 합니다. 그래서 대뇌는 '내 뜻대로' 느끼고 조절할 수 있는 체성신경계와 '나도 모르게' 조절하는 자율신경계로 나누어 신체를 지배합니다. 내 뜻대로 근육을 움직이고 사지에서 감각을 전달받는 일은 체성신경계를 통해, 일일이 신경 쓸 수 없어 알아서 돌아가야 하는 일들은 자율신경계에 맡겨두는 것입니다.

내 뜻대로
되는 영역

체성신경계와 자율신경계는 각각 두 갈래로 다시 나뉩니다. 체성신경계는 감각신경과 운동신경으로 나뉘고, 자율신경계는 교감신경과 부교감신경으로 나뉩니다. 둘로 나눈 걸 다시 둘로 나누다 보니 너무 복잡한 게 아닌가 싶지만, 예를 들어 설명하면 쉽게 이해할 수 있습니다.

먼저 의지대로 조절하고 느낄 수 있는 체성신경계의 예를 보겠습니다. 어느 고등학생이 아침에 일어나 밥상에 앉아 있습니다. 아직 잠이 덜 깼고 입맛은 살아나지 않았습니다. 엄마는 서둘러 만든 이런저런 반찬을 밥상 위에 올리면서 '밥 먹어라 밥 먹어라' 노래를 부르고 있습니다. 학생이 구부정한 자세로 느릿느릿 밥을 한 숟갈 뜨려 할 때, 듣다 못한 아빠가 방에서 뛰어나와 아직 정신이 들지 않은 아들의 등짝을 후려치며 한마디 합니다. "허리 펴라, 인마!" 등판에 갑작스런 통증을 느낀 아들은 괴성과 탄성과 찡찡거림을 뒤섞은 외마디 비명을 지르곤, 한 대 더 맞지 않기 위해 허리를 쭉 폅니다.

감각신경은 우리 몸 곳곳에서 발생되는 통각, 촉각, 시각과 같은 감각을 대뇌에 전달하는 신경입니다. 피부와 신체 장기들에 위치한 감각소체들을 대뇌에 연결시키며, 몸 밖에서 가해진 자극을 몸속으로 전달하는 역할을 합니다. 운동신경은 대뇌가 내린 운동 명령을 골격근에 전달하는 역할을 합니다. 우리가 원하는 움직임을 의지대로 만들기 위한 신호를 근육들에게 선택적으로 전달하는 기능을 합니다. 앞의 이야기 속 학생은 감각신경을 통해 등짝을 맞은 통증을 느꼈습니다. 그리고 운동신경을 통해 본인의 의지로 허리의 골격근을 움직여 한 대 더 맞지 않는 상태로 자세를 바꾸었습니다. 안방에 누워 있던 학생의 아버지는 아들이 아침 시간에 서두르지 않고 늦장을 부리는 것을 청각(감각신경)을 통해 알게 된 후, 운동신경을 이용해 주방으로 달려가 의지를 듬뿍 담은 손으로 아들의 등짝을 철썩 내리쳤습니다. 이 일련의 변화는 감각신경과 운동신경, 즉 체성신경계에 의해 일어난 현상입니다.

나도 모르게
되는 영역

다음은 자율신경계 차례입니다. 어느 남성이 퇴근길에 전화로 거래처 직원과 심하게 다투었다고 가정해봅시다. 그는 너무 흥분한 나머지 아파트 현관 앞에서 고래고래 소리를 지르고 말았습니다. 그렇게 벌건 얼굴로 집에 들어섰는데, 적당히 어두운 조명에 식탁에는 잘 차린 음식과 와인이 놓여 있습니다. 회사 일로 정신이 없던 그는 그제야 오늘이 결혼기념일임을 알아차림니다. 한동안 부부관계에 서로 신경 쓰지 못하다가 기념일을 핑계로라도 친밀감을 회복하고 싶던 아내가 나름 근사한 저녁을 준비한 것입니다. 식사를 마친 부부는 손을 잡고 침실로 들어섭니다. 하지만 원했던 일은 일어나지 않습니다. 남성의 음경이 전혀 발기되지 않기 때문입니다. 아무리 노력해도 음경은 묵묵부답입니다. 너무 강한 스트레스가 그의 자율신경을 꽉 붙들고 놓아주지 않는 것입니다. 부부가 동시에 노력해보기도 했지만 소용없습니다. 한동안 애쓰던 그의 아내는 조용히 한숨을 쉬곤 거실로 나가버립니다.

속이 상한 아내를 바라보는 주인공의 음경은 '나도 모르게'의 세상 속에 있습니다. 그가 수도 없이 일어나라고 신호를 보내도 음경은 그 신호를 받아들이지 않았습니다. 우리의 의지를 전달하는 운동신경이 음경에 연결되어 있지 않기 때문입니다. 발기는 철저하게 자율신경에 의해서만 일어나는 신체 변화이며, 그중에서도 부교감신경에 의해서 일어납니다. 이야기 속의 남성은 집에 들어오기 직전에 소리를 질러가며 싸웠습니다. 그렇게 강한 스트레스에 노출되면 우리의 자율신경은 교감신경에 집중됩니다. 그 싸움 때문에 앞으로 그의 사업이 힘들어질 거라 상상해봅시다. 전화는 끊었지만 나쁜 상황은 변하지 않았으니, 그의 걱정은 여전히 그를 교감신경에 잡아둡니다. 집에 들어와 잠시 시간이 흘렀다 한들, 걱정 사이로 부교감신경이 파고들 틈이 없습니다. 그의 발기력이 고개를 들 방법이 없는 것입니다. 이 사실을 모르는 그의 아내는 사랑이 식은 거라 오해하며 방에서 나가버립니다. 중요한 건 망연자실 앉아 있는 남자도 자기가 왜 갑자기 발기가 되지 않는지 전혀 모른다는 것입니다.

무의식적으로 이루어지는 신체 조절

사람들은 몸에서 일어나는 움직임의 대부분을 직접 조절한다고 생각합니다. 하지만 이는 큰 착각입니다. 우리 몸속 대부분의 변화와 움직임은 자동으로 이루어집니다. 빙산의 일각이란 말처럼 아주 작은 부분만 우리의 인지에 의해 조절되고 나머지는 자동으로 이루어지고 있습니다.

잠시 권투 경기를 하는 당신을 생각해봅시다. 상대가 날린 주먹에 맞지 않으려면 우선 그 주먹을 보아야 합니다. 봤으면 피해야 합니다. 조금이라도 많은 시각 정보를 모으기 위해 동공이 확장되고, 날아오는 주먹의 속도와 위치를 계산하기 위해 대뇌로 혈액이 몰려갑니다. 대뇌가 내린 운동 명령을 재빨리 수행하기 위해 근육으로도 많은 양의 혈액이 몰립니다. 근육조직에 산소를 빠르게 공급하기 위해 호흡이 가빠지고, 산소와 에너지원을 담은 혈액을 빠르게 이동시키기 위해 심장은 평소보다 두 배에 가까운 속도로 뛰기 시작합니다. 이런 변화로 주먹에 맞을 확률을 줄이고 기회가 닿으면 반격도 할 수 있습니다. 여기서 말하는 동공의 확장, 뇌와 근육을 향한 혈액의 이동, 호흡수와 심박수의 증가는 우리가 의식적으로 준비할 수 없습니다.

사람의 인지능력에는 한계가 있기에 위기가 닥칠 때마다 이런 기능들을 일일이 조절해야 한다면 상대를 쓰러뜨리거나 살아남을 가능성이 극히 낮아질 것입니다. 위기 상황에 대한 이런 대처는 오히려 우리가 일일이 참견하기보단 능숙한 자동화 시스템에 맡겨두는 것이 오히려 생존 확률을 높입니다. 이렇게 위기 상황에 대한 즉각적이고 자동적인 대처를 맡아 생존 확률을 높여주는 자율신경을 '교감신경'이라 부릅니다.

자동으로 조절되는 자율신경계의 역할은 위기 시에만 발휘되는 게 아닙니다. 자율신경계는 우리가 음식을 소화시키고, 휴식하고, 발기하고, 잠을 잘 때에도 필요합니다. 소화작용에 관여하는 자율신경의 역할은 무척 다양합니다. 침 분비에서 시작해 음식을 이동시키고 소화액을 분비하는 과정을 모두 자율신경이 맡습니다. 식도와 위, 소장과 대장을 움직이고 담낭과 이자를 수축해 소화액을 밖으로 내보내는 과정은 자율신경이, 그중에서도 부교감신경이 맡습니다. 이런 면에서 불편한 사람과 밥을 먹으면 소화가 잘 되지 않는 것은 당연합니다. 긴장에 뒤따르는 교감신경의 영향 아래에서는 소화액도 분비되지 않고 장도 잘 움직이지 않기 때문입니다. 소화가 잘 되지 않을 때 조용히 산책을 하는 이유도 같은 맥락입니다. 혼자 시간을 보내면서 길을 걸으면 마음이 안정되고 부교감신경이 활성화되면서 장운동이 촉진되기 때문입니다.

수면에서도 부교감신경의 자율적인 조절이 필요합니다. 우리 몸은 휴식이 필요한 순간이 오면 심박수를 떨어뜨려 두근거림을 줄입니다. 머리로 가는 혈액량을 감소시켜 과도한 각성 상태에서 벗어나게 합니다. 동공을 축소해 빛을 덜 받아들이게 만들어 수면에 빠져들기 좋도록 돕습니다. 잠에 빠져든 몸은 부교감 상태를 유지하면서 하루 동안 지친 몸을 회복시키고 심박수를 줄여 심장을 쉬게 합니다. 발기 또한 수면과 마찬가지입니다. 우리가 자는 동안 저절로 발기가 일어나는 것은 수면과 발기를

남자는 어떻게 일어서는가

조절하는 자율신경의 종류가 동일하기 때문입니다. 음경에 작용하는 부교감신경은 그 중심에 위치한 혈관을 곧게 확장시켜 해면체 속으로 혈액이 더 많이 흘러들어오게 만들고, 이로써 음경은 발기하게 됩니다. 우리가 축구나 권투 경기 중에 잠에 들거나 발기하는 선수를 볼 수 없는 것도 이 때문입니다. 경기 직전에 밥을 든든히 먹어두지 않는 것도 마찬가지입니다. 최대한의 운동 능력을 끌어올리려면 최고 수준의 교감신경이 필요하고, 이 상황에서는 소화와 수면과 발기를 조절하는 부교감신경이 억제되기 때문입니다.

자율신경계가 둘로 나뉘진 이유

우리 몸은 주변 환경에 따라 교감신경과 부교감신경으로 신경 조절을 바꿔가며 반응합니다. 그렇다면 자율신경계는 왜 하나가 아닌 둘로 만들어져 있을까요? 거기에 대한 대답은 간단합니다. 자율신경에 단계가 있는 편이 없는 편에 비해 생존에 유리하기 때문입니다. 기어가 없는 자전거와 있는 자전거를 생각해봅시다. 평지라면 몰라도 기어가 없는 자전거로는 오르막과 내리막이 번갈아 이어지는 험한 길을 편히 달릴 수 없습니다. 기어가 없다고 해서 앞으로 나가지 못하는 건 아니지만, 주행 환경이 변화하는 긴 거리를 편하게 달리지는 못합니다. 지형이 험하다면 기어가 없는 자전거로는 목적지에 도달하지 못하는 경우도 있습니다. 그리고 우리를 둘러싼 환경은 늘 평탄하거나 일정하게 이어지지 않습니다. 항상 생각지도 못한 일들이 생기고 거기에 즉각적으로 대처하며 살아가야 합니다.

결국 상황에 맞게 자율신경을 바꿔 쓸 수 있는 개체는 그렇지 않은 개체보다 효율적으로 환경에 대처할 수 있습니다. 이런 능력은 경쟁에서 이기고 자연으로부터 살아남게 돕습니다. 결국 둘로 나뉘어 작동하는 지금의 자율신경은 이런 변화무쌍한 환경에 맞게 진화한 결과일 것입니다. 위기 상황에서 더 빨리 움직이고 쉬어야 할 때 더 편히 쉼으로써 신체 효율을 극대화해 더 높은 생존 확률과 안정적인 자손 번식의 바탕을 만들기 위해서 말입니다.

남자는 어떻게 일어서는가

발기는 왜
부교감신경이 맡을까?

'성적 흥분'이란 말을 생각해보면 발기는 당연히 교감신경에 속해 있을 듯한데, 어째서 부교감신경의 영역에 속해 있을까요? 발기와 자율신경계의 정확한 인과관계가 밝혀지지 않았기에 그저 짐작할 수밖에 없습니다만, 자연 상태 속에서 살아온 우리의 선조들을 생각해보면 의외로 쉽게 수긍할 수 있습니다.

성행위란 자손을 세상에 남길 유일한 방법이기에 수많은 동물은 본능적으로 그것을 원하고 어떨 땐 목숨까지 걸고 싸웁니다. 그리고 성행위는 그렇게 열정적으로 갈구할 만큼의 강렬한 쾌감을 제공합니다. 그래서 교미 중에는 평소와 달리 주변 환경에 민첩하게 대비할 수 없는 상태가 됩니다. 갑작스러운 공격에 대응하거나 방어할 수 없는 것입니다. 결국 긴장이 팽팽히 유지되는 위험 속에서도 발기를 유지하던 선조들은 예기치 않은 공격에 목숨을 잃었을 가능성이 높습니다. 교감신경에 의해 발기하는 인간이 지금 우리 주위에 없는 이유는, 위험한 상황에서도 정신 못 차리고 성관계를 가지던 선조들을 호랑이나 사자가 모두 물어가버려서일지도 모릅니다. 결국 인류는 충분한 안전이 보장될 때에만 성관계를 가질 수 있도록, 부교감신경이라는 안전의 등불이 켜질 때만 발기하도록 진화했다는 것이 제 생각입니다.

원시인
성생활 보고서

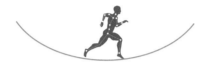

앞에서 알려드린 여러 이론을 통해 살아남는 일에는 교감신경이, 성기능을 발휘하는 일에는 부교감신경이 필요하다는 것을 알게 되었습니다. 이제 이런 자율신경이 우리의 사회생활과 성생활에서 언제 어떻게 작동하는지를 살펴볼 텐데, 이야기를 시작하기 전에 미리 알려드릴 사실이 하나 있습니다. 인간이 정액을 배출하는 기능, 즉 사정에는 교감신경이 사용된다는 점입니다. 잘 유지되던 발기가 사정을 하고 나면 사라지는 것은 교감신경과 부교감신경이 해와 달처럼 반대로 작용하기 때문입니다. 순서상 사정에 왜 교감신경이 필요한지는 뒤에 설명하겠습니다. 지금 알아두어야 할 사실은 발기는 부교감신경이 만들고 사정은 교감신경이 만든다는 점, 그리고 성기능의 핵심인 음경의 변화는 모두 자율신경에 달려 있다는 점입니다.

한 명의 원시인을 소개할까 합니다. 성기능을 설명하기 위해 원시인을 끌어들이는 이유는 현대를 살아가는 우리의 몸이 밀림 속을 살아가던 원시인과 크게 다르지 않기 때문입니다. 최근 수백 년간 인간의 문명은 급격한 발전을 이루었지만 우리 몸을 이루는 유전자와 몸의 작동 방식은 거의 변하지 않았습니다. 진화는 워낙 서서히 일어나는 일이라, 현대의 문화가 몸을 변화시킬 만큼 충분한 시간이 아직 흐르지 않았기 때문입니다. 결과적으로 우리는 원시인의 몸을 가진 채 현대 사회를 살아야 하는 이상한 상황에 놓여 있습니다. 이런 이유로 지금 우리 몸에서 일어나는 일들을 바로 이해하기 어려울 땐 원시인의 상황을 생각해보고 현실에 이를 적용해보면 됩니다. 그것이 앞서 말한 이상한 상황에 놓인 우리 몸을 이해할 좋은 방법이기 때문입니다. 이제 이야기를 시작하겠습니다.

남자는 어떻게 일어서는가

원시인과 곰 1

한 원시인이 숲에서 곰과 마주쳤습니다. 이는 죽을 고비에 처했다는 의미입니다. 원시인은 즉각 상황 판단을 시작합니다. 자신에게 곰을 이길 무기가 있는지, 곰의 덩치는 과연 살아남을 만한 가능성이 있는 정도인지, 도망간다면 어디로 가야 할지, 과연 자신이 곰보다 빠를 것인지를 빛의 속도로 생각합니다. 싸울 것인지 도망칠 것인지를 순식간에 결정해야 합니다. 이럴 때 자율신경 중에서 교감신경이 원시인의 몸을 지배합니다. 갑자기 동공이 확장되면서 같은 눈알로도 더 넓은 시야가 확보됩니다. 내장과 생식기 같은 운동에 쓰이지 않는 기관의 혈관이 수축되어 몸 가운데 있는 큰 혈관으로 혈액이 모입니다. 빠른 판단력이 필요한 머리와 강한 근력이 필요한 근육으로 더 많은 피를 보내기 위해 혈압을 올립니다. 심장박동과 호흡을 빠르게 만들어 산소와 영양분을 더욱 신속하게 신체에 공급합니다. 이러한 교감신경의 도움으로 원시인은 더 많은 정보를 신속하게 받아들이고 정확하게 분석하며 민첩하게 움직일 수 있는 상태가 되었습니다.

그런데 곰을 마주한 우리의 원시인 옆엔 어린 아들과 아내가 같이 있습니다. 그의 오른손에는 잘 드는 돌도끼가 쥐어져 있습니다. 가족 모두를 이끌고 곰으로부터 안전하게 도망치는 것이 불가능하다고 판단한 원시인은 죽을힘을 다해 싸우기로 작정합니다. 그는 인간의 교감신경과 운동신경이 할 수 있는 모든 것을 동원해 곰을 공격했고, 얼빠진 곰은 어쩌다 재수 없이 도끼에 머리를 맞고 피를 흘리며 옆으로 쓰러집니다.

몸에 상처가 좀 생기긴 했지만 원시인은 무사히 가족을 지키고 곰 고기도 얻는 횡재를 누리게 되었습니다. 그와 가족은 곰의 뒷다리 하나를 뚝 떼어 근처의 안전한 동굴로 들어갔습니다. 많은 체력을 소모한 그는 부랴부랴 불을 피워 식구들과 함께 곰 고기로 배를 채웁니다. 이때부터 그의 자율신경체계는 부교감신경으로 넘어갑니다. 머리와 운동 근육으로 몰렸던 혈액은 장으로 이동해 소화를 돕고 영양분을 흡수합니다. 배도 부르고 안전도 확보한 그의 동공은 서서히 축소되어 눈으로 들어오는 빛의 양을 줄입니다. 머리에서 빠져나간 혈액은 졸음을 불러오고 졸음은 잠으로 연결됩니다. 달콤한 잠은 그의 지친 심장과 근육과 신경 소모를 다시 충전해줄 것입니다.

그때 그의 아내가 원시인의 어깨를 흔들어 깨우며 아들이 잠들었음을 알려줍니다. 그리고 그녀는 곰을 때려잡고 가족을 무사히 지킨 남편을 자랑스럽게 바라보며 야릇한 눈빛을 보냅니

남자는 어떻게 일어서는가

다. 원시인은 죽을 듯이 피곤했지만 그의 음경은 그렇지 않았습니다. 잠시 조는 사이 이미 단단히 출동 준비가 된 상태였습니다. 그는 고민합니다. '그냥 잘까? 아니면 하고 잘까?' 사실 내일 당장 더 큰 곰에게 물려 죽어도 이상할 바 없는 게 그의 인생이었습니다. 결국 그는 하나라도 더 많은 유전자를 세상에 남기고 싶다는 원초적 본능에 따르기로 했습니다. 원시인은 그의 아내에게 달려들었고 지푸라기도 깔려 있지 않은 동굴 바닥에서 양쪽 무릎이 다 까지도록 짙은 사랑을 나누었습니다. 부교감신경의 지배 아래 십여 분에 가까운 피스톤 운동으로 성적 쾌감이 극에 달할 때쯤, 그의 교감신경은 슬며시 정관과 정낭에 압력을 높여 총알을 장전하듯 조용히 사정 준비를 합니다. 성적 극치감이 그의 대뇌를 사로잡는 순간, 자율신경계의 게이지가 순간적으로 교감신경 쪽으로 꺾이면서 정액을 총알처럼 요도 밖으로 쏘아냅니다. 사정에 이른 것입니다. 그가 숨을 돌리고 얼마 후, 사정을 위해 잠시 찾아든 교감신경의 영향이 사라지자 다시 돌아온 부교감신경의 축복으로 깊은 잠에 빠져듭니다.

스트레스의 정의는 '신체에 가해진 어떤 외부 자극에 대하여 신체가 수행하는 일반적이고 비특정적인 반응'입니다. 여기서 외부 자극이란 신체에 위협을 가하는 신체적 또는 심리적 상황을 말합니다. 앞선 이야기에서 곰의 등장은 원시인에게 큰 스트레스를 일으킵니다. 원시인은 자신도 모르게 교감신경을 발동시켰고 상황에 맞게 향상된 신체 기능으로 위기를 모면했습니다. 곰을 때려잡고 위기에서 벗어난 원시인은 동굴에 들어와 안정을 취하면서 부교감신경을 불러들였습니다. 영양분을 흡수하기 위해 내장으로 다량의 피를 보냈습니다. 휴식이 필요하자 졸음을 부르는 갖가지 장치를 활성화시켰습니다. 부교감신경이 활성화된 상태에서 원시인의 아내가 보낸 그린 라이트는 원시인을 성적으로 흥분시켰고, 그가 자손을 퍼트리는 일에 집중하게 만들었습니다. 이것이 인간이 자율신경계를 이용해 살아남고, 번식하고, 휴식하는 방법입니다.

현대인은 원시인과는 다른 조건에서 살아갑니다. 음식도 충분하고 잠잘 곳도 깨끗한데다 곰이나 호랑이가 사람들을 갑자기 물어가지도 않습니다. 그럼에도 불구하고 생활 속에서 높은 강도의 스트레스를 끊임없이 받고 있습니다. '스트레스'라는 단어에 축축이 젖은 현대인의 생활은 부교감신경이 찾아드는 것을 방해합니다. 소화작용과 수면과 성기능이 발휘되기 어렵게 합니다. 현대인들이 늘 소화가 안 되고 자고 싶은 시간에 잠들지 못하며 떨어진 성기능으로 전전긍긍하는 것은 바로 이런 이유

남자는 어떻게 일어서는가

때문입니다. 그렇다면 스트레스가 만연한 현대인의 성기능을 개선하려면 어떻게 해야 할까요? 당연히 스트레스를 조절하는 방법을 배워야 합니다. 스트레스 수준을 낮추고 그에 몸이 반응하는 정도를 조절해야 합니다. 자율신경을 우리 편으로 만들어야 합니다. 앞으로 준비된 이야기들을 통해 우리는 그 방법을 차분히 배우고 우리의 몸을 조금씩 바꿔갈 계획을 만들어나갈 것입니다.

사정은 왜 교감신경이 맡을까?

이제 미뤄둔 이야기를 할까 합니다. 사정은 왜 교감신경에 의해 일어날까요? 발기는 부교감신경인데 사정은 왜 교감신경인지, 어째서 일관성 있게 부교감신경이 둘 다 맡지 않는지 궁금증을 자아냅니다. 사실 이 또한 정확한 작동 원리가 밝혀지진 않았지만, 교감신경과 부교감신경의 특성을 생각해보면 사정에 교감신경이 필요한 이유를 짐작해볼 수는 있습니다. (어디까지나 이해를 돕기 위한 짐작이니 정설로 받아들이진 않았으면 합니다.)

우선 부교감신경은 주로 이완 작용에 관여합니다. 꼬불하게 수축해 있는 음경동맥을 풀어 피가 음경해면체로 쏟아져 들어오게 만들고 몸의 여러 근육을 이완하며 마음속 긴장감마저 이완시켜 졸음을 불러옵니다. 이런 이완 작용이 부교감신경의 역할입니다. 이에 반해 수축에 주로 관여하는 것은 교감신경입니다. 말초혈관을 수축해 혈액을 중앙으로 몰아주고 혈압을 올려 머리와 근육으로 피를 빠르게 보내주며 근육을 수축시켜 강한 힘을 만들어내는 이런 순간적인 힘과 연관된 것이 교감신경의 역할입니다.

남성의 사정은 이완과 수축 중에서 후자에 속합니다. 그것도 아주 강한 종류의 수축입니다. 전립선과 정낭 속에 고여 있던 액체와 정관의 마지막 지점에 와글와글 모여 있는 정자들을 끈적하기 그지없는 사정액에 섞어 총알처럼 쏘아내려면 관련 기관들이 일제히 강하게 수축하는 동작이 필요합니다. 그래서 남성이 사정할 땐 생식기관들의 자체적인 수축력만으론 모자라 회음부와 엉덩이근육의 힘까지 동원합니다. 이런 동시다발적인 강한 수축은 부교감신경으론 만들어낼 수 없습니다. 그래서 사정에는 교감신경이 필요한 것입니다.

그렇다면 정액은 왜 강하게 분출되어야 할까요? 왜 천천히 점잖게 질질 흘러나오면 안 되는 걸까요? 정자를 여성의 생식기에 전달하기만 하면 되는데, 굳이 그렇게 강하게 쏘아내야 할까요? 그것은 정액이 강하게 분출될수록 여성의 몸 깊숙한 곳에 한 번에 닿을 수 있기 때문입니다. 남성의 유전자를 담은 정자가 난자에 도달할 확률을 높이기 위해서입니다. 임신률이 높아진다는 것은 그런 능력을 가진 개체가 세상에 점점 많아진다는 뜻이고, 오랜 세월이 흐르면 그런 방식으로 정액을 강하게 배출하는 유전자만이 자연의 선택을 받게 됩니다. 결론적으로 능력 있는 원시인은 콧물은 질질 흘려도 정액은 질질 흘리지 않았을 겁니다. 그리고 우리는 아마도 그런 원시인의 후손일 것입니다.

음경동맥의
화려한 변신술

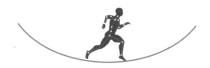

지금까지 발기의 명령체계와 신경작용에 대해 알아보았습니다. 이제 가장 직접적이고 중요한 음경의 혈관 이야기가 남아 있습니다. 발기에서 가장 중요한 이론인 음경혈관의 변화, 바로 본론 중에 본론입니다.

뜨거운 여름 날씨에 양산도 없이 길에 서 있다고 상상해봅시다. 기온은 높고 햇볕은 사정없이 내리쬡니다. 체온은 점점 올라가며 몸이 붉어지고 땀이 흐르기 시작합니다. 이런 변화는 체온을 일정하게 유지하기 위한 몸의 반응입니다. 더위에 반응해 우리 몸이 알아서 피부혈관을 이완시키고 땀구멍을 열어 땀을 배출하는 것입니다. 열을 머금은 혈액은 이완된 혈관을 따라 피부로 이동하고 흘러나와 증발되는 땀에 의해 식혀집니다. 그렇게 우리는 체온을 유지하여 무더운 날씨 속에서 살아남을 수 있습니다. 이렇듯 혈관은 얼핏 보기엔 혈액이 흐르는 단순한 길로만 보이지만, 그 속에는 굵기를 조절하는 능력이 숨어 있습니다. 혈관 속에는 수축과 이완에 따라 모양과 굵기를 바꿀 수 있는 민무늬근육이 있기 때문입니다.

혈관의 이완은 체온을 조절할 때만 일어나는 게 아닙니다. 성적으로 자극을 받아 발기가 필요한 상황이 되면 대뇌는 부교감신경을 통해 음경동맥을 이완하라는 신호를 내려보냅니다. 이런 대뇌의 명령은 부교감신경 끝에 위치한 곳에서 산화질소를 분비하게 만들며, 이 물질은 혈액을 통해 음경동맥 속에 위치한 민무늬근세포로 전달되어 해당되는 근육이 이완하도록 만듭니다. 그 결과 음경혈관이 늘어나게 되고 혈관의 직경이 넓어지면서 평소보다 많은 양의 혈액이 음경 속으로 흘러 들어오게 됩니다. 그런데 발기하지 않은 음경혈관은 피부나 다른 신체 기관의 혈관들처럼 단순히 좁아져 있기만 한 게 아니라 고불고불하게 꼬여 있습니다. 좁아지기만 해도 흐름에 저항이 생기는데, 고불고불 꼬여 있기까지 해서 이 혈관을 통과하려면 더 큰 힘이 필요합니다. 이렇게 좁으면서 꼬여 있으면 혈관이 곧고 넓게 펴질 때 흐름의 차이를 더 큰 폭으로 만들 수 있습니다. 음경은 발기했을 때와 아닐 때의 극명한 차이를 이런 이중 구조를 통해 만드는 것입니다.

사실 음경은 관계를 가지지 않을 때는 커야 할 이유가 없습니다. 숲에서 옷도 입지 않고 음경을 덜렁거리며 뛰어다닌다고 생각해봅시다. 상상만 해도 거추장스럽습니다. 튀어나온 나뭇가지에 찔리기도 쉽고, 개가 물기도 좋고, 적이 몽둥이로 내려치기에도 알맞습니다. 옷을 입지 않는 환경이라면 사람을 괴롭힐 때 딱 만만한 게 음경입니다. (고환도 마찬가지입니다.) 그래서 인간이 만든 가장 최초의 의복은 아마 팬티가 아닐까 저는 늘 그렇게 상상합니다. 이런 관점에서 보면 음경은 이동의 편의와 보호를 위해서도 발기가 필요 없을 땐 확실히 작아져야 합니다.

반대로 성관계에 돌입하면 남성의 음경은 그 끝이 자궁경부 근처에 도달할 만큼 커져야 합니다. 물론 여성의 생식기에 삽입만 가능해도 정액은 전달할 수 있습니다. 하지만 자궁경부 가까이에 정액을 배출하면 자손을 얻게 될 확률이 더 높아집니다. 눈에 보이지도 않을 만큼 작은 정자의 입장에서 질 입구에서 자궁경부까지의 8센티미터는 엄청난 거리이기 때문입니다. 그래서 음경은 작을 땐 작고 필요할 땐 충분히 커지는 것이 좋습니다. 좁아지는 것을 넘어 꼬불꼬불 꼬일 수 있는 음경동맥의 변신 능력은 아마도 이런 극명한 차이를 만들어내기 위해 준비된 장치일 것입니다.

음경 가운데에 있는 동맥이 넓고 곧아지면 많은 혈액이 해면체로 쏟아져 들어오면서 음경은 자연스럽게 부풀게 됩니다. 그리고 음경은 해면체를 감싸고 있는 단단하고 질긴 껍질인 '백막'이 허락하는 크기까지 커집니다. 그런데 음경이 '딱딱하다'라는 표현에 걸맞을 만큼 발기하는 데엔 비밀이 하나 더 숨어 있습니다. 앞서 말한 것처럼 음경동맥은 해면체 한가운데에 있습니다. 이에 반해 음경정맥은 해면체 바로 바깥에 있습니다. 동맥이 확장되어 음경해면체가 점점 팽창하면 해면체 바깥의 정맥이 압박을 받는 구조인 것입니다. 결국 들어오는 길이 열리고 나가는 길은 차단되는 과정을 통해 음경은 높은 압력의 부피 변화를 만들어냅니다. 해면체의 겉을 감싸는 백막은 여러 겹의 섬유질로 단단하게 만들어져 있고, 사람의 심장은 무척 강한 압력으로 혈액을 밀어냅니다. 우리의 몸은 혈관의 변화, 혈관의 배치, 단단한 백막, 심장이 주는 강한 압력, 이 네 가지를 이용해 단단한 음경을 만들어내는 것입니다.

발기를 방해하는
요소들

지금껏 발기에 관련한 다양한 이론들을 배웠습니다. 발기를 명령할 수 있는 신경 작용, 아침 발기의 의미, 자율신경을 통한 발기의 조절, 부교감신경과 교감신경의 역할, 신경 명령이 산화질소의 이동을 통해 음경혈관에 전달되는 과정, 혈관 속 근육이 이완되면서 음경동맥이 변화하는 방식 등 발기할 때 일어나는 여러 작용을 상세하게 살펴봤습니다. 발기가 이렇게 복잡한 과정으로 이루어지는 것을 알고 나면, 이런 현상이 우리가 모르는 사이에 알아서 척척 일어나는 게 오히려 더 이상하게 느껴집니다. '어떻게 이렇게 많은 작용들이 한 번에 일사불란하게 작동하는 것일까?' 감탄하게 됩니다.

잠시 포도주를 담는 나무로 된 와인통을 하나 떠올려봅시다. 와인통은 여러 개의 기다란 나뭇조각을 단단히 이어 붙여 만듭니다. 모든 나무의 길이는 같아야 하고 사이에 틈이 없어야 포도주를 손실 없이 저장할 수 있습니다. 발기도 이런 상황과 마찬가지입니다. 발기는 성욕, 신경의 명령, 자율신경의 균형, 혈관의 건강, 신경전달물질의 역할 등 여러 요소가 정확하게 움직여줄 때 빡빡하게 제 기능을 발휘할 수 있습니다. 이제 와인통의 여러 나뭇조각 중에 한 조각의 길이가 짧아졌다고 상상해봅시다. 다른 나무가 아무리 멀쩡해도 그 와인통에는 포도주를 담을 수 없습니다. 짧은 한 조각 때문에 구멍이 생기면서 포도주가 모두 흘러버리기 때문입니다.

발기도 마찬가지입니다. 발기는 앞서 언급한 수많은 과정의 연속으로 이루어집니다. 하나에 문제가 생기면 전체에 영향을 줍니다. 마치 와인통의 나뭇조각처럼 어느 하나가 우수하다고 다른 요소의 모자람을 채울 수도 없습니다. 그래서 우리는 발기를 만들어내는 각각의 요소들에 일어날 수 있는 문제들을 파악하고 대비해야 합니다. 사실 발기를 어렵게 만드는 작용은 수도 없이 많습니다. 그중 우리가 주목하고 노력했을 때 개선할 수 있는 점들을 따로 정리했습니다. 여러분들이 스스로의 삶을 파악할 수 있도록 실생활과 비교해가며 읽었으면 좋겠습니다.

1. 스트레스가 과도하거나 피로도가 높은 경우 또는 비만할 경우 남성호르몬이 낮아지고 성욕이 떨어집니다. 성욕이 사라지면 발기가 필요한 상황에서도 대뇌는 발기 명령을 내리지 않습니다.

2. 항상 삶의 긴장감이 높아 교감신경이 늘 항진되어 있으면 발기를 이끌어낼 부교감신경이 억제되어 발기력을 발휘하기가 힘들어집니다.

3. 잦은 과음이나 수면 부족으로 올바른 수면 리듬을 유지하지 못하면 아침 발기가 망가지고, 그 시간이 지속되면 음경해면체와 혈관이 섬유화되어 발기 명령에 능동적인 변화를 만들어내지 못하게 됩니다.

4. 부교감신경다발을 통해 발기 명령이 전달되더라도 전립선염이 심하면 전립선 옆을 지나가는 신경들에 악영향이 전해져 발기부전이 생길 수 있습니다.

5. 부교감신경이 활성화되면서 대뇌의 명령을 혈관에 전달하더라도 당뇨병이나 고지혈증 등의 만성질환으로 혈관벽에 질병이 생기면 산화질소가 잘 분비되지 못해 발기에 문제가 생깁니다.

6. 산화질소가 음경혈관벽의 근육을 느슨하게 만들라는 명령

을 내리더라도 고혈압과 통풍 같은 성인병으로 인해 음경의 혈관이 파괴되거나 섬유화되어 있으면 발기가 일어나기 어렵습니다.

7. 음경혈관벽을 이완시키라는 명령이 내려와도 담배가 가진 혈관 수축 작용이 이를 방해하면 발기는 정상적으로 일어나기 어렵습니다.

8. 음경혈관이 확장되어 혈액이 잘 흘러 들어올 수 있는 환경이 만들어지더라도 고지혈증과 같은 동맥을 좁게 만드는 질환이 발생하면 강한 혈액의 이동이 만들어지지 않아 발기력은 줄어듭니다.

9. 혈관의 변화로 많은 양의 혈액이 해면체 속으로 흘러 들어와도 당뇨병과 같은 질환에 오래 노출되면 음경혈관과 해면체가 섬유화되어 완전히 팽창되지 않고 이는 발기부전으로 이어집니다.

10. 일련의 변화를 잘 이루어 제대로 된 발기가 되었다고 해

도 성행위를 멋지게 치러야 한다는 의무감이나 긴장되는 생각이 갑자기 떠오르게 되면 교감신경이 발동되어 발기가 사라지거나 원치 않는 순간에 사정하게 됩니다.

앞의 열 가지 경우에서 발기력에 방해가 되는 요소들을 요약하면 이렇습니다. 스트레스, 피로, 긴장, 수면 부족, 비만, 과음, 흡연, 고혈압, 당뇨, 고지혈증, 통풍 그리고 섹스를 잘해야 한다는 의무감입니다. 이 열두 가지 요소들이 발기의 대표적인 방해꾼들입니다.

여러분은 이 중 몇 가지 요소와 연관이 있으신가요? 가짓수가 많은 분일수록 발기력 감소를 느끼고 있으리라 확신합니다. 이 모든 문제는 해결하기가 무척 어려운 일들입니다. 불면증도, 고혈압도, 당뇨도 그렇습니다. 큰 노력 없이 만성성인병을 극복해 예전처럼 살고 있다는 사람은 거의 만날 수가 없습니다. 그렇다면 이렇게 해결하기 어려운 여러 가지 문제를 동시에 몇 가지씩 가진 사람은 어떻게 해야 할까요? 앞에서 알려드린 발기에 악영향을 주는 요소들을 확인하고 나니 아득하지 않으신가요? 잠도 푹 자지 못한 채로 매일을 긴장 속에서 살아가고 맛있는 안주에 소주 한두 병 비워가며 하루 한 갑 담배로 쌓여버린 스트레스를 해소하다 보니, 어느 날 고혈압이 생기고, 당뇨가 생기고, 고지혈증으로 약을 먹게 되는 것이 사십 대 한국 남자들의 보편적인 삶입니다. 그런데 내 삶의 수식어와 별반 다르지 않은 그 하나하나의 단어들이 모두 발기부전의 원인이라니, 생각할수록 가혹하단 생각이 들 것입니다. 하지만 너무 답답해하지 말았으면 합니다. 우리가 앞으로 집중적으로 다룰 유산소 운동인 '달리기'가 이 많은 문제를 복합적으로 해결해주는 확실한 방법이기 때문입니다.

언뜻 들으면 저의 이런 제안을 말도 안 되는 소리라고 여길 수 있습니다. 열두 가지 가운데 한두 가지는 어떻게 구제할지 몰라도, 모두를 해결하는 건 과장이라는 생각이 들 수 있습니다. 하지만 일주일에 네 번 달리기를 한다는 것은 만만치 않은 노력을 요구합니다. 아니, 삶의 근간을 바꿀 정도의 큰 성실함을 요구합니다. 그만큼 달리기의 효과는 강력합니다. 앞서 소개한 열두 가지 발기 훼방꾼들을 달리기가 어떻게 극복해나가는지 뒤이어 자세히 준비했습니다. 남은 부분을 맛있게 탐독하시며 성기능에 미치는 달리기의 무시무시한 위력에 눈을 뜨시기를 바랍니다.

3

남자를 좀먹는 것들

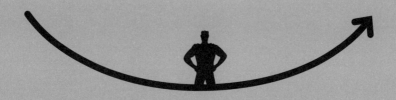

서서히, 하지만 확실한
성인병의 악행

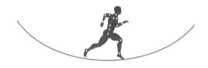

음경혈관을
병들게 하는 질환들

아무리 훌륭한 선생님이 있어도 학생이 병에 걸려 공부를 할 수 없는 상태라면 좋은 결과를 기대할 수 없습니다. 성관계에 대한 강력한 명령이 신경을 타고 음경에 전달되어도 음경혈관이 병들어 있으면 올바른 발기가 일어나지 않습니다. 성기능에선 성욕을 느끼는 마음과 그 마음이 내리는 신경 명령도 중요하지만 그 명령을 수행할 혈관의 변화도 중요합니다. 이번 장에선 그런 음경혈관을 망가뜨릴 수 있는 질환들에 대해 알아볼 것입니다.

　앞에서 다룬 발기력에 방해가 되는 요소들 중에서 고혈압, 당뇨, 고지혈증, 통풍, 비만은 흔히 말하는 만성성인병입니다. 우리는 담뱃갑에 그려진 그림을 통해 담배가 발기에 해롭다는 사실은 인지하고 있지만, 고혈압과 당뇨 같은 만성성인병들이 발기부전과 성기능장애의 원인이 된다는 사실은 잘 알지 못합니다.

　만성성인병의 사전적인 의미는 '병의 발생과 진행이 식습관과 운동량, 휴식의 정도, 음주나 흡연 같은 생활 습관에 영향을 받는 그런 질환들'입니다. 이 질환들은 필요 이상의 음식과 필요 이하의 운동이라는 조합이 만나면 생겨납니다. 수면 부족이나 음주, 흡연이 원인이 되기도 합니다. 이 질환들은 오랜 시간 체내에 머물며 몸을 서서히 망가뜨린다는 것이 특징입니다. 각각의 질환은 고유한 작동 기전으로 발기와 관련된 혈관과 신경을 좀먹고, 심지어 질환끼리 서로 강화 효과를 주고받으며 악영향을 증폭시킵니다. 그러니 각각의 질환이 어떻게 우리의 건강과 발기력에 영향을 주는지 알고, 여러 질환이 겹쳐 상승 효과를 일으키기 전에 미리 조절해야 합니다.

고혈압과 끝동맥,
그리고 음경질환

　고혈압은 무척 흔한 질환입니다. 가족 중에 고혈압 환자가 없는 가정이 거의 없을 정도로 흔합니다. 통계 자료를 보면 삼십 대 이상 성인 남성의 34퍼센트가 고혈압을 앓고 있는 것으로 집계됩니다. 세 명 중 한 명인 셈입니다. 고혈압은 의학적으로 수축기 혈압이 140보다 높거나 이완기 혈압이 90보다 높은 상태를 말합니다. 내과나 보건소에 가면 쉽게 측정하고 진단 받을 수 있고, 진단이 되면 대부분의 경우 장기간 혈압 강하 약물을 복용하게 됩니다. 운동이나 체중 감량, 저염식단 등으로 고혈압의 원인을 개선해 완치하는 사람도 적지 않지만, 대부분은 고혈압에서 벗어나지 못하고 꾸준히 약을 먹는 신세가 됩니다.

　고혈압을 방치했을 때 생길 수 있는 가장 심각한 급성합병증은 뇌출혈입니다. 높은 압력을 견디지 못해 작은 뇌동맥이 터져 출혈이 발생하는 이 질환은, 뇌졸중과 마찬가지로 심각한 뇌손상을 일으켜 회복이 어려운 장애를 만들거나 죽음에 이르게 합니다. 고혈압은 큰 혈관뿐 아니라 구석구석에 있는 작은 혈관들도 파괴합니다. 그중에서도 끝동맥이라는 혈관 구조를 가진 기관을 먼저 파괴하는데, 그런 구조를 가진 대표적인 신체 기관으로는 신장과 음경이 있습니다. 고혈압에 따라오는 만성합병증이 신기능저하와 발기부전인 것은 바로 이 때문입니다. 끝동맥이 높은 혈압에 쉽게 파괴되는 이유는 혈관들 사이의 연결이 부족하거나 없기 때문입니다. 다른 혈관과 연결되지 않은 가느다란 혈관은 높은 압력을 받으면 이 충격을 분산시키지 못하고 파괴되어 버립니다.

그러므로 고혈압으로 진단 받으면 뇌출혈뿐 아니라 신기능과 성기능을 보호하기 위해 혈압 관리에 신경 써야 합니다. 뇌출혈 같은 심각한 급성합병증은 수축기 혈압이 180을 넘는 응급한 고혈압에서 대부분 발생하지만 성기능 손상은 그 아래의 약한 고혈압에서도 꾸준히 발생할 수 있습니다. 그러니 수축기 혈압이 140을 넘었다면 주저 말고 치료에 돌입해야 합니다. 그런데 여기서 주의할 점이 하나 있습니다. 여러 고혈압 약 중에서 발기력을 떨어뜨리는 약이 있다는 사실입니다. 발기력이 걱정되어 고혈압 약을 꼬박꼬박 챙겨 먹는데, 그 약 때문에 발기력이 떨어지는 아이러니한 일이 일어나는 것입니다. 발기력을 감소시키는 것은 바로 '베타차단제'라고 불리는 약들입니다. 남성들이 높은 혈압 때문에 혈압 강하제를 처방 받는다면, 가능하면 베타차단제는 피하는 편이 좋습니다. 물론 발기력에 전혀 신경 쓰지 않아도 되는 나이의 남성이라면 복용해도 괜찮습니다.

당뇨병과 신경, 그리고 혈관 질환

당뇨병은 우리 몸에 있는 혈당 조절 능력이 떨어지면서 일정 수준 이상으로 혈당이 올라가는 질환을 말합니다. 이 병은 혈액 속의 당분을 조절하는 인슐린이 모자라거나 충분히 있어도 정상적으로 기능하지 않을 때 발생합니다. '당뇨병'이란 이름은 소변에서 당이 검출되기 때문에 붙여진 이름입니다. 콩팥은 혈액에서 과잉한 수분과 노폐물을 걸러내는데, 이때 포도당은 밖으로 새어나가지 않도록 철저히 재흡수합니다. 자연 상태에서 우리 몸속의 당분은 중요한 에너지원이기에 하나의 당 분자도 버릴 수가 없습니다. 그런데 당뇨병이 생기면 인슐린의 작동 부족으로 혈액 속에 너무 많은 양의 당이 존재하다 보니 모두 재흡수되지 못하고 일부가 소변으로 흘러나가게 됩니다.

인슐린 작동에 문제가 생겨 혈당이 기준 이상으로 올라가면 우리 몸엔 여러가지 변화가 일어나게 됩니다. 오랜 시간 앓아온 심한 당뇨를 전혀 관리하지 않고 방치하면 혈당이 급성으로 올라가면서 대사성산증이라는 상태에 빠져들어 혼수상태에 이르기도 합니다. 당뇨병 또한 고혈압처럼 만성적인 질병을 일으키는데 이런 악영향은 신경과 혈관에 집중됩니다. 당뇨로 인한 높은 혈당은 우리 몸의 신경 성질을 변하게 만들어 그 작용을 약하게 만듭니다. 이를 당뇨성신경병증이라 부르는데 이런 신경의 변성은 몸속 모든 신경에 골고루 악영향을 미칩니다.

당뇨성신경병증의 흔한 예는 손발가락 감각 저하입니다. 당뇨를 오래 앓거나 심하게 겪는 분들은 발끝이나 손끝 감각이 무뎌집니다. 이는 촉각을 넘어 통각이나 온도 감각까지 무디게 합니다. 그래서 당뇨합병증이 심한 사람은 물이 뜨거운 줄도 모르고 발을 담갔다가 큰 화상을 입는 경우도 많습니다. 당뇨는 시신경도 침범합니다. 오랫동안 당뇨를 앓다가 합병증으로 시력을 잃었다는 이야기를 주변에서 가끔 들을 때가 있습니다. 오랜 혈당 상승이 시신경을 변성시켜 신호 전달을 막아버렸기 때문입니다. 이런 방식과 동일하게 음경에 발기 신호를 전달하는 부교감신경에도 신경병이 생길 수 있습니다. 그렇게 되면 대뇌에서 발기 명령을 내리더라도 그 신호는 음경에 전해지지 않거나 전해지더라도 무척 약해질 것입니다.

고혈압은 높은 압력으로 미세한 혈관을 물리적으로 손상시키지만 당뇨는 화학적으로 부식시키듯 혈관을 손상시킵니다. 조절되지 않은 높은 혈당은 미세한 작은 혈관 세포로 스며들어 혈관을 손상시키고 막아버립니다. 그래서 당뇨를 오래 앓게 되면 신경에 병이 들 듯 말초혈관에도 병이 듭니다. 이런 이유로 당뇨병 환자들의 콩팥 기능은 서서히 떨어집니다. 실제로 만성 신장병의 가장 큰 원인은 당뇨병입니다. 당뇨는 다른 기관도 침범합니다. 당뇨를 오래 앓으면 손발가락 혈관이 망가지면서 이를 하나씩 절단하는 경우까지 생깁니다. 눈에 있는 망막혈관이 망가져 시력을 잃게 되기도 합니다. 생각해보면 당뇨는 눈과 손발가락 신경과 혈관을 동시에 망가뜨리는 셈입니다.

당뇨로 인해 고생하는 기관이 하나 더 있으니 그것이 바로 음경입니다. 당뇨는 부교감신경에 신경병을 일으켜 음경으로 향하는 대뇌의 신경 명령을 약화시키고 그 명령을 받는 음경혈관 또한 파괴합니다. 음경동맥은 평소 고불고불하게 나선 모양을 하고 있다가 산화질소를 통해 발기하라는 명령이 혈관에 전해지면 즉각 넓고 곧게 변하도록 디자인되어 있습니다. 그런데 이런 음경혈관은 무척이나 가늘어서 당뇨를 오래 앓으면 파괴되어 막히게 됩니다. 막히지 않을 만큼 굵은 혈관이라면 높은 혈당에 부식되어 자유자재로 모습을 바꾸는 유연성을 잃게 됩니다.

당뇨가 발기에 미치는 나쁜 영향은 여기에 그치지 않습니다. 당뇨병은 발기하라는 신경 명령을 혈관에 전달하는 산화질소의 작용 또한 방해합니다. 대뇌의 발기 명령을 전기적으로 전달하는 부교감신경은 산화질소를 통해 전기 신호를 화학적으로 음경에 전달합니다. 이 산화질소의 배출은 음경혈관벽에서 일어나는데, 당뇨병이 혈관의 내벽을 이루는 세포들을 파괴하고 부식시키면 발기 명령이 전해져도 산화질소가 원활하게 배출되지 않게 됩니다. 종합해보면 당뇨가 있는 사람은 신경 신호의 전달이 둔해지고, 혈관내피세포가 망가져 산화질소가 잘 전달되지 않고, 그 신호를 받아들일 음경혈관이 파괴되어버리는 삼중고를 겪게 되는 것입니다. 결과는 당연히 발기부전입니다.

심지어 오랜 당뇨는 (드물긴 하지만) 역행성사정이라는 사정 장애까지 만들어냅니다. 자율신경에 문제가 생겨 발생하는 것으로 알려진 역행성사정은 요도 밖으로 배출되어야 할 정액이 방광으로 들어가버리는 현상입니다. 이렇게 되면 남성은 사정한 느낌은 들지만 정액이 나오는 것을 전혀 보고 느낄 수 없기에 당혹감을 느끼게 됩니다. 물론 방광으로 들어간 정액은 나중에 소변에 섞여 모두 배출되어 건강에 지장을 주지는 않습니다. 하지만 이런 증상은 2세를 계획하고 있는 커플에겐 불임의 원인이 되기에 쉽게만 볼 수는 없습니다.

이렇듯 당뇨병은 발기를 넘어 사정과 임신에 이르는 광범위한 성기능장애를 만들어냅니다. 어떤 성인병보다 집요하게 성기능을 공격하는 것입니다. 그러니 만성성인병 중에서도 당뇨는 엄격하게 조절해야 합니다. 그저 한국인의 4분의 1이 겪는 흔해 빠진 만성질환으로 얕보다가는 성기능을 넘어 일상마저 파괴되는 강력한 합병증의 피해자가 될 수 있기 때문입니다.

혈관의 오랜 적, 고지혈증

고지혈증은 고혈압과 당뇨병만큼이나 흔합니다. 이 질병이 우리를 괴롭히는 대표적인 방식은 혈관을 막아버리는 것입니다. 혈관 속에 기름때가 쌓여 자리 잡으면 혈액 속의 지방 농도가 올라갈 때마다 그 부분이 자라나고, 관 모양의 구조를 가진 혈관은 결국 막히게 됩니다. 고지혈증의 가장 대표적인 합병증은 협심증과 심근경색입니다. 끊임없이 뛰어야 하는 심장근육에 영양분과 산소를 공급하는 심장동맥이 고지혈증으로 인해 좁아지면, 가벼운 운동에도 심장근육에 산소가 모자라 가슴 통증이 발생하는 협심증이 됩니다. 이런 상황에서 아무 조치도 하지 않거나 치료에 소홀하여 질병이 진행되면 혈관이 완전히 막히면서 심장근육이 죽게 되고 심근경색이 발생합니다. 협심증은 운동이나 생활에 방해가 되는 정도의 질병이지만 방치하면 죽음에 이르게 됩니다. 혈관의 좁아짐은 뇌혈관에도 일어날 수 있는데, 이를 뇌졸중이라 부릅니다.

고지혈증은 이렇게나 무서운 병인데 우리는 이 질환에 다소 무관심한 편입니다. 건강검진에서 고지혈증을 진단 받아도 사람들은 크게 놀라지 않습니다. 고혈압과 당뇨는 조절하지 않으면 부작용이 확실하게 나타납니다. 측정 도구도 구하기 쉽고 방법도 간단합니다. 그래서 열심히 확인하고 거기에 대응해 생활을 바꾸려 합니다. 그런데 고지혈증은 그렇지 않습니다. 다른 성인병에 비해 합병증이 천천히 나타나는데다 그것을 개인적으로 측정하기가 까다롭습니다. 고지혈증이 혈관을 서서히 잠식해가고 있음을 알아보는 소중한 지표가 바로 발기부전입니다. 심장과 뇌의 생명을 좌우하는 혈관들은 직경이 굵습니다. 고지혈증이 있어도 그것을 막아 질병을 일으키기에는 상당한 시간이 걸립니다. 하지만 음경동맥은 그렇지 않습니다. 심혈관에 비해 무척이나 가는 음경동맥은 심장과 뇌동맥보다 일찍 막혀 발기부전이라는 증상을 일으킵니다. 앞서 말한 것처럼 발기는 나선으로 꼬인 음경동맥이 곧게 이완하면서 생기는 변화입니다. 그런데 이 혈관 속이 지방덩어리로 막혀버리면 설령 혈관이 모양을 바꾸거나 이완했다 한들 혈액이 음경해면체로 밀려들어올 수 없습니다. 발기부전이 동맥경화의 신호탄일 수 있는 것입니다.

발기부전이 일어났을 때 어떤 치료나 생활 변화도 하지 않으면 수년 뒤에 높은 확률로 심혈관질환이 발생한다는 보고는 이미 의사들 사이에선 상식으로 통합니다. 다소 비약적이긴 하지만 발기부전을 가볍게 여기다간 심장병 환자가 될 가능성이 높아지는 것입니다. 그런 이유로 발기부전과 고지혈증이 만났을 땐 적극적으로 치료에 임해야 합니다. 전문의를 찾아가 확실한 지도와 약물 처방을 받아야 합니다. 그런데 고지혈증을 치료할 때 우리가 꼭 알아야 할 점이 하나 있습니다. 바로 고지혈증의 원인이 되는 콜레스테롤 대부분이 우리 몸에서 만들어진다는 점입니다. 내과 의사들과 이야기를 나눠보면 고지혈증을 진단 받을 때 많은 환자들이 약물치료보다는 식이 조절을 먼저 해보길 원한다고 합니다. 하지만 이런 방식은 가벼운 고지혈증에서만 효과가 있습니다. 이미 복부지방이 제법 쌓였고 운동 시간이 부족한 사람이라면 식이 조절만으로는 극복이 어렵습니다. 몸에서 신진대사를 통해 콜레스테롤을 많이 만들어내기 때문에 기름기 있는 음식을 먹지 않는다고 수치가 낮아지지 않기 때문입니다. 그러니 고지혈증의 수준이 가벼운 정도가 아니라면 운동과 식이 조절, 거기에 약물요법을 동시에 하는 편이 좋습니다. 장시간에 걸쳐 효과적인 조절이 확인되면 약을 끊고 규칙적인 운동을 통해 이를 유지하는 편이 올바른 해답입니다.

고지혈증에 의한 발기부전은 혈관을 막아버리는 방식으로만 일어나지 않습니다. 고지혈증이 생기면 우리 혈관내벽에는 엷은 기름막이 생깁니다. 기름기 있는 음식이 듬뿍 묻은 그릇을 설거지할 때의 느낌을 생각해봅시다. 기름이 덕지덕지 발린 그릇은 세제를 많이 써도 씻어내기가 만만치 않습니다. 그것을 씻은 손도 더러워지고 오랜 시간 미끌거리게 합니다. 고지혈증을 앓게 되면 혈관 속 벽에도 그렇게 기름이 묻습니다. 물론 혈관 속에 기름이 묻은 정도로는 별 증상을 느끼지 않습니다. 아직은 동맥경화가 생기지 않았기에 혈액 이동에 큰 영향을 주지 않기 때문입니다. 그런데 혈관 벽에 엷게 발린 기름막이 산화질소의 이동을 방해하면서 발기부전이 발생하게 됩니다.

　산화질소는 뇌의 발기 명령을 받은 부교감신경이 음경혈관을 이완시키기 위해 분비하는 신경전달물질입니다. 그런데 그 물질이 분비되는 곳이 바로 혈관벽의 내면을 이루는 세포들입니다. 고지혈증으로 인해 기름막이 이 세포들을 덮고 있으면 산화질소가 효과적으로 혈액 속으로 확산되지 않습니다. 이는 발기 신호가 음경에 잘 전달되지 못하는 결과를 낳습니다. 고지혈증은 혈관을 막지 않고도 발기에 훼방을 놓을 수 있는 것입니다. 그래서 저는 30세가 넘은 남성들이 특별한 원인이나 아픈 곳 없이 발기부전을 겪을 때는 내과로 가서 고지혈증 검사를 받아보라고 권유합니다. 고지혈증 앞에선 젊다고 방심해선 안 됩니다. 건강하다고 얕보아도 안 됩니다. 발기력과 심장 건강을 지키고 싶다면 고지혈증 또한 즉각적이고 적극적으로 대처해야 합니다.

통풍과 요산결정, 그리고 음경혈관

　요산은 우리가 섭취한 음식 속에 퓨린이라는 화합물을 처리해 신장으로 배설하는 과정에서 만들어집니다. 어떤 이유로 요산 성분이 신장을 향해 원활히 배출되지 못하거나 퓨린이 풍부한 음식을 너무 많이 먹게 되면 몸속에 정상을 넘어서는 요산이 쌓여 고요산혈증이라는 질병을 얻게 됩니다. 이것을 해결하지 않고 오래 두면 어느 순간 관절 속에서 뭉친 요산이 뾰족한 결정을 이루게 되는데, 이 결정이 관절 속에서 면역세포들을 자극하면 심한 염증이 생기면서 통풍발작이라는 증상을 만듭니다. 통풍발작은 발작이라는 극단적인 수식어를 기본으로 사용할 만큼 심하게 아픈 것이 특징이며, 주로 몸통에서 먼 관절인 발가락 관절에 흔히 발생합니다. 앞에서 언급한 통풍과 고요산혈증은 모두 혈액 속에 요산이 높은 상태를 말하는데, 그 차이는 통풍발작의 유무입니다. 요산 수치가 아무리 높아도 발작이 일어나지 않으면 고요산혈증으로 분류하고, 요산 수치가 그리 높지 않아도 발작이 일어난다면 통풍으로 분류됩니다.

통풍과 고요산혈증의 문제는 관절에만 합병증이 국한되지 않는다는 점입니다. 뾰족한 요산결정은 미세한 혈관 주변에서 그것을 찔러 구조를 파괴시킬 수 있습니다. 심지어 심혈관계와 신장에 악영향을 주어 고혈압을 만들기도 합니다. 그래서 통풍과 고요산혈증의 장기 합병증은 관절뿐만이 아니라 신장과 심혈관합병증으로 연결되며, 수명을 감소시키는 지경에 이를 수 있다고 연구자들은 말합니다. 통풍은 대략 4~5퍼센트의 인구에만 발생하니 그리 걱정할 일이 아니지 않을까 생각할 수도 있는데, 그렇지 않습니다. 통풍의 바탕이 되는 고요산혈증은 전체 인구의 20퍼센트를 넘을 만큼 흔한 질환이기 때문입니다.

혈관을 망치는 통풍의 부작용은 심장을 넘어 전신에도 영향을 미칩니다. 혈관의 변화가 핵심 기능을 하는 음경 또한 예외가 아닙니다. 심지어 심장보다 음경이 먼저 나빠집니다. 심혈관은 음경동맥보다 훨씬 굵고 튼튼합니다. 커다란 심혈관에 문제가 생겼다면 작고 가냘픈 음경혈관은 이미 운명을 다한 경우가 허다합니다. 고지혈증이 음경혈관을 먼저 망치고 심혈관으로 넘어가듯이, 고요산혈증과 통풍도 심혈관계를 뒤흔들기 전에 음경을 망치고 지나갑니다. 게다가 높아진 요산 성분에 의해 발생한 고혈압은 음경동맥에 다시 피해를 입힙니다. 통풍과 고요산혈증은 음경혈관을 바늘로 찌르기도 하고 압력으로 터뜨리기도 하면서 서서히 파괴해나갑니다. 그러니 건강검진에서 고요산혈증을 진단 받았다면 통풍발작과 발기부전으로 진행되기 전에, 고혈압에 신장과 심장에 큰 질병을 얻기 전에 적극적으로 대처해야 합니다.

최근 건강검진에서 진단 받은 여러분의 성인병은 무엇입니까? 고혈압, 당뇨, 고지혈증과 고요산혈증 중 여러분이 가진 성인병은 몇 가지입니까? 네 가지 중 하나만 있어도 성기능은 위협 받습니다. 두 가지 질환이 있다면 더욱 심각해집니다. 두 질환은 서로를 도와가며 다음 성인병을 부릅니다. 바로 대사증후군입니다. 대사증후군에 휩쓸려 성기능과 건강을 모두 잃고 싶지 않다면 얼른 운동화를 준비합시다. 그리고 앞으로 이어질 달리기의 효과에 관심을 기울이시길 바랍니다.

남자는 어떻게 일어서는가

성기능을 목 조르는 스트레스

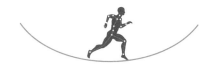

마음의 문제가 성기능에 어떤 영향을 미치는지 알아보기 위해 원시인 부부를 다시 만날 필요가 있습니다. 앞서 언급한 것처럼 우리의 선조가 물려준 몸이 어떤 방식으로 작동하는지 알게 되면 현대에 일어나는 다양한 상황이 성기능에 미치는 영향을 이해할 수 있습니다. 지난번의 이야기가 신경 작용을 이해하는 데에 도움을 주었다면 이번 이야기는 긴장과 스트레스가 성기능에 어떤 영향을 주는지 알 수 있습니다.

원시인과 곰 2

곰을 때려잡고 잠자리에 들었던 원시인 부부는 아침에 일어나 눈이 마주친 김에 다시 부부생활에 열중하고 있었습니다. 간밤에 푹 잔 덕분에 원시인의 컨디션은 최상에 가까웠고, 오랜만에 고기를 잔뜩 먹어서 기력도 충분했습니다. 아침이면 치솟아 오르는 남성호르몬의 축복까지 더해져 그의 성기능은 하늘을 찌를 듯한 상태였습니다. 그렇게 엄청난 기세로 부부생활에 몰두하던 두 사람은 갑자기 들려온 큰소리에 얼어붙고 말았습니다. "크르르러렁!" 동굴 저 밖에서 거대한 곰의 포효가 들려온 것입니다.

소리만 들어도 어제 물리친 녀석보다 훨씬 큰 곰의 울음 소리였습니다. 영역을 알리기 위한 것이 아니라 화가 나서 질러대는 소리입니다. 아마도 도끼에 맞고 쓰러져 원시인에게 뒷다리를 내어준 곰의 가족일지도 모르겠습니다. 확실한 것은 굉장히 큰 곰이 단단히 화가 나 있다는 점이었습니다. 짐승의 포효를 듣고 순간적으로 이 모든 사실을 직감한 원시인의 음경은 즉시 쪼그라들었습니다. 축 처져 있던 음낭이 오그라들며 고환은 회음부에 바짝 붙어버렸습니다. 순식간에 일어난 변화는 음경과 음낭

남자는 어떻게 일어서는가

에 국한되지 않았습니다. 어제 곰을 해치울 때와 마찬가지로 원시인의 눈이 갑자기 동그래지고 동공은 확장되었습니다. 귀가 쫑긋 서 주변의 작은 소리까지 들리기 시작합니다. 온몸의 근육에는 긴장감이 스며들고 심장은 쿵쾅대며 혈압과 심박수를 올립니다. 원시인은 아내에게 동굴의 더 안쪽으로 몸을 숨기라고 속삭인 다음 (만약에 있다면) 바지를 입고 도끼를 단단히 움켜쥐고서 조심스럽게 동굴 밖을 살피러 나갑니다.

곰은 아직
만나지도 않았다

두근거림에 대해 생각해봅시다. 두근거림은 우리가 심장박동을 느끼는 순간을 표현한 말입니다. 심장은 운동을 하지 않는 상태에서 보통 1분에 60회에서 80회 사이를 유지하며 뜁니다. 응급 상황에 놓이면 1분에 180회까지도 뛸 수 있습니다. 심장박동이 빨라지면 혈액이 빠르게 순환하면서 몸 구석구석에 많은 양의 피가 신속히 전달됩니다. 많은 산소와 영양분은 피의 흐름을 따라 효과적으로 우리 몸 곳곳에 전해집니다. 이렇게 많은 에너지와 산소가 갑자기 필요한 순간, 빠른 심장박동이 필요한 순간은 갑작스러운 상황 판단이나 강력한 운동 에너지가 필요한 때입니다.

근육 수축은 산소와 에너지를 필요로 하고, 운동을 하려면 근육에 평소보다 많은 양의 혈액이 전달되어야 합니다. 뇌가 상황을 정확하게 판단하고 조절하기 위해서도 많은 에너지가 필요합니다. 이렇게 뇌와 근육에 필요한 에너지가 갑자기 증가하는 순간이 오면 교감신경은 심장을 자극해 혈압과 박동수를 올려 거기에 맞는 양의 혈액을 공급합니다.

그런데 우리 몸은 이렇게 위기가 닥치거나 운동이 필요할 때에만 교감신경을 활성화하지 않습니다. 위험이 예측되는 상황, 즉 불안감을 느끼는 상황에만 놓여도 운동할 때와 거의 비슷한 변화를 만들어냅니다. 심장박동이 미리 빨라지는 것입니다. 그럼 우리 몸은 불안이란 요소에 왜 이런 식으로 대응하도록 만들어졌을까요? 이를 이해하는 데에 중요한 두 단어는 '위험'과 '갑자기'입니다. 원시시대에 위험이 갑자기 들이닥친다는 것은 많은 경우 죽음을 의미합니다. 따라서 그 시대의 인간들은 '갑자기'라는 단어에 민감해야 했습니다. 곰은 갑자기 덮쳐오고, 뱀은 갑자기 물고, 벌은 갑자기 쏘고, 다른 부족 원시인은 갑자기 덤비니까요. 원시인들은 갑작스런 위험에 즉각 반응해야 했고 운동 능력을 순간적으로 동원할 필요가 있었습니다. 그런데 인간의 몸은 그렇게 갑자기 운동에 최적화된 상태로 바뀌지 않습니다. 허파를 통해 들어온 산소가 근육에 도달하는 데까지는 '갑자기'에 비해 긴 시간이 걸리기 때문입니다. 심장에서 뿜어진 피가 두뇌에 충분히 전해지는 것도 마찬가지입니다. 위험이 들이닥치는 것을 알고 나서 몸이 운동에 최적화되는 데는 시간이 필요합니다. 그래서 인간은 '갑자기' 닥칠 위험에 대한 감지, 즉 불안감을 느끼는 순간부터 교감신경을 미리 준비하는 방향을 선택했습니다. 덤불 속에서 부스럭거리는 소리가 나면 귀를 쫑긋 세워 갑자기 덮쳐올 짐승에 대비하도록, 방울뱀이 내는 스산한 소리를 들으면 자기도 모르게 발밑을 살피며 경계하도록, 진흙 위에 남겨진 곰 발자국을 보면 숨죽이고 주변을 살피도록 진화한 것입니다.

이야기 속의 원시인도 마찬가지입니다. 원시인은 곰의 소리만 들었지 아직 곰은 만나지도 않았습니다. 하지만 그의 몸은 곰을 마주했을 때 필요한 교감신경을 미리 준비시켰습니다. 곰의 소리만 듣고도 확장된 동공이, 쿵쾅거리는 심장이, 그의 가슴에서 느껴지는 두근거림이 그 증거입니다. 이렇게 위험이 닥칠지 모른다는 불안감만 느껴도 교감신경을 미리 발동시키는 자율신경

체계는 갑자기 들이닥친 위험에 민첩하게 대응할 수 있게 도와주는 훌륭한 생존 도구가 되었습니다.

원시인의 불안과
현대인의 불안

　원시인의 이야기를 통해 운동하지 않을 때도 우리 몸이 교감신경을 작동시키는 이유를 알게 되었습니다. 불안을 느끼기만 해도 심장이 빨리 뛰는 것은 결국 살아남기 위한 예열 장치입니다. 그런데 이 가슴 두근거리는 준비 작용이 원시인에게 생명 연장의 꿈을 이루어주었을지는 몰라도, 현대를 사는 우리에겐 천덕꾸러기가 되고 말았습니다. 바로 현대의 불안과 원시시대의 불안은 완전히 다르기 때문입니다.

　원시인과 현대인 모두 교감신경을 항진시켜 불안과 위험에 대응하는 방식은 같지만, 느끼는 불안의 종류와 시간의 길이가 다릅니다. 원시시대의 불안은 꼭 필요할 때 작동해 위험으로부터 인간을 지켜주는 힘이었습니다. 그리고 어느 정도의 간격을 두고 벌어졌습니다. 곰의 습격이나 뱀의 공격, 다른 부족의 침입이 한시도 쉬지 못할 만큼 계속해서 들이닥치는 일은 아니었습니다. 목숨이 오락가락하는 위험일지언정 원시인의 불안은 어느 정도의 쿨 타임을 가지고 일어났습니다.

현대사회의 삶은 이와 무척 다릅니다. 지금의 세상은 사람을 잠시도 가만히 두질 않습니다. 세상은 계속, 점점 더 빨리 변합니다. 적응했다 싶으면 달라져 있습니다. 달라지는 속도도 문제지만 대응해야 할 범위도 넓어집니다. 이 정도면 충분하겠지 하고 고개를 들면 불안감을 자극하는 수많은 것들이 다시 주변을 둘러싸고 있습니다. 원시인의 삶에도 긴장과 불안이 있었지만 현대인의 것은 그 종류와 작용 시간이 다릅니다. 인간의 진화와 사회 변화는 너무도 다른 속도를 지녔기에 우리는 원시인의 유전자를 가진 채 현대를 살아가는 것입니다. 이제 원시인의 삶을 들여다본 기억을 간직한 상태로 현대인의 삶에 고개를 들이밀어봅시다.

대인 씨의 하루

현씨 집안의 장남인 대인 씨는 결혼기념일인 어젯밤 잠자리에 실패했습니다. 방에서 나가버린 아내를 거실에 두고 집에서 나온 그는 발기가 안 된 이유를 궁금해하며 편의점에서 소주를 두 병 샀습니다. 아파트 놀이터 벤치에 앉아 담배를 문 대인 씨는 안주도 없이 소주를 들이켠 다음 스마트폰으로 얼마 전에 사둔 비트코인 가격을 살핍니다. 바라던 것보다 훨씬 낮은 시세를 확인하자 탄식이 터져 나옵니다. 생각해보면 이놈의 코인은 값이 올라도 가슴이 쿵쾅, 내려도 쿵쾅거립니다. 미국 공무원이 말 한마디만 잘못하면 가격이 요동칩니다. 잠자는 사이 유명한 자산가가 올린 SNS 글 하나에 말도 안 되는 일이 벌어지기도 합니다. 대인 씨는 벌렁거리는 가슴을 소주로 달래며 코인 앱을 닫고 미국 주식 앱을 엽니다. 입에는 이미 다음 담배를 물고 있습니다. 알지도 못한 채 뛰어든 코인과 달리 출퇴근길에 열심히 공부했던 미국 주식입니다. 하지만 역시 마이너스입니다. 시황을 살피러 유튜브를 켜니, 다른 나라에서 일어난 안 좋은 소식들이 헤드라인에 걸려 있습니다. 대인 씨는 화면을 끄고 세 번째 담배를 물고는 잠시 하늘을 바라봅니다. '제기랄. 나는 왜 지구 반대편 일까지 신경 써야 하는 거지?'

시무룩한 얼굴로 집에 돌아온 대인 씨는 실망한 아내가 잠든 안방을 지나 주방으로 갑니다. 그리고 세 달 전부터 먹기 시작

남자는 어떻게 일어서는가

한 수면제를 꺼냅니다. 의사가 술 마신 날은 먹지 말라고 했지만 얼른 잠들지 않으면 내일 지각이라는 생각에 약을 먹지 않을 수 없습니다. '이럴 거면 편의점에 가지 말고 바로 약 먹고 잘걸' 하며 약을 삼킵니다. 약이 녹아 몸으로 흡수되면서 몽롱함을 느낍니다. 하지만 아직도 머릿속에 생각이 너무 많습니다. 대인 씨는 낮에 그를 화나게 한 거래처 직원을 떠올립니다. 내일 회의에서 그를 향해 고래고래 소리 지를 부장님을 떠올립니다. 부장님이 산 코인은 과연 무사할까? 그는 갑자기 지구 반대편의 전쟁을 끝낼 방법을 떠올립니다. 그리고 미국 공무원이 비트코인을 사랑하게 만들 방법을 떠올립니다. 많은 것을 떠올리고 떠올리고 떠올립니다. 마침내 그는 그의 등을 때리고 나가버린 아내를 떠올립니다. 아 맞다! 도대체 내 고추는 오늘 왜 그딴 식으로 행동한 거지? 그런 생각에 빠져 버둥거리던 대인 씨는 기상 시간을 3시간 남기고 겨우 잠듭니다. 아침 알람을 세 번 정도 무시하다가 무슨 짓을 해도 지각할 수밖에 없는 시간에 일어난 대인 씨는 헐레벌떡 옷을 입으며 생각합니다. '심장이 왜 이렇게 벌렁거리지?'

낮은 낮이고
밤은 밤이다

　모든 사람의 인생이 대인 씨만큼 겹겹이 위태롭진 않겠지만, 적지 않은 수의 남성들이 이 이야기에 동질감을 느낄 것입니다. 세계화를 통해 하나로 이어진 우리의 삶은 지구 반대편의 변화에도 직접적으로 영향받게 되었습니다. 환경 문제 정도에 그쳤던 국가 간의 영향력은 자산시장이 연결되면서 크게 달라졌습니다. 한국 주식시장이 끝나면 미국장이 문을 열고, 외환과 비트코인은 하루 종일 쉬지 않고 변동합니다. 우리의 자산 가치가 가진 양에 관계없이 쉬지 않고 변화합니다. 부동산은 어떤가요. 대출을 끌어모아 집을 샀더니 금리가 치솟는다며 뉴스에서 하루가 멀다 하고 떠들어댑니다. 하지만 금리의 진앙지는 우리나라가 아닌 다른 나라에 있습니다. 이 나라의 일이 아니니 온 국민이 똘똘 뭉친다 해도 쉽게 변화를 일으킬 수 없습니다. 이렇듯 전 재산의 가치를 좌우하는 일들이 연일 사방에서 쏟아집니다. 달려드는 뱀을 물리치고 곰이 사는 동굴을 조심스럽게 지나는 것으로 끝나지 않습니다. 끊임없이 그리고 돌발적으로 변화하는 세계에 우리는 늘 긴장 속에서 대응하며 살아가야 합니다.

이런 세상을 가장 잘 이용하는 곳이 미디어입니다. 현대사회를 주름잡는 미디어의 주된 수입원은 사람들이 주목할 만한 소식을 전하면서 광고를 게시하는 것입니다. 사람들이 보는 만큼 광고주로부터 수입을 얻는 구조이기에 미디어를 만드는 사람들은 거기에 담긴 정보의 가치에 관심을 기울이지 않습니다. 그저 어떻게든 많은 사람이 광고를 보게 만드는 것에 집중합니다. 사람들이 미디어에 집중하도록 사용하는 수단 중 가장 흔한 것이 성욕, 식욕, 과시욕입니다. 여러 곳에서 수없이 쏟아지는 광고들을 보면 대부분이 이 셋 중 하나를 사용하고 있습니다. 그런데 미디어를 보게 만드는 또 하나의 강력한 유인책이 있습니다. 바로 불안입니다. 인간은 누구나 생존 본능이 있기에, 불안을 자극하면 반응하도록 설계되어 있습니다. 요즘 여러분들이 포털사이트나 동영상 플랫폼에서 접하는 기사들의 제목을 생각해보세요. 큰일이 난 게 아닌가 싶은 제목 때문에 놀란 마음으로 클릭했는데, 그 정도로 불안한 일이 아님을 알아차리는 경우가 무척 흔합니다. 별것 아닌 일도 위급한 듯 적어두는 것입니다. 어떻게 될지 알 수 없는 일을 마치 꼭 일어날 것처럼 과장하는 방송도 적지 않습니다. 심지어 공영방송에서 올리는 미디어들의 제목조차 불안을 자극하는 문구로 타이틀을 잡습니다.

우리는 미디어에 둘러싸여 살아가는데 많은 수가 불안을 이용해 우리를 자극해오니, 이런 구조를 간파하지 못한 사람들은 늘 불안에 시달릴 수밖에 없습니다. 중요한 것은 불안이 교감신경을 불러온다는 것입니다. 교감신경과 부교감신경으로 이루어진 자율신경은 낮과 밤처럼 중간점을 두지 않습니다. 낮은 낮이고 밤은 밤입니다. 낮에 밤이 같이 나타나지 않는 것처럼 두 자율신경은 전환기가 아니라면 동시에 작동할 수 없습니다. 이렇게 지속되는 긴장과 불안으로 축축이 젖어 있는 현대인의 삶에는 부교감신경이 끼어들 자리가 부족합니다. 부교감신경이 우리 몸을 지배할 때 일어나는 일을 떠올려봅시다. 부교감신경이 활성화되면 혈액을 장기로 보내 소화를 촉진합니다. 근육을 이완시키고 긴장을 풀어 몸을 쉬게 합니다. 심박을 떨어뜨려 안정을 취하게 하고 잠을 자면서 낮 동안 혹사시킨 몸을 회복시킵니다. 그리고 부교감신경은 음경혈관을 확장시켜 발기를 일으킵니다.

방금 우리는 중요한 원리를 이해하게 됐습니다. 왜 현대인들이 늘 소화불량에 시달리고 뒷목이 경직되어 있으며 피로한데도 쉽게 잠에 들지 못하는지, 아직 노년에 이르지 않은 젊은 나이임에도 약해진 성기능으로 울상 짓고 있는지 말입니다.

스트레스의
오랜 친구

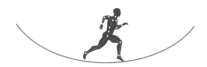

"우리나라엔 지독하게 멋진 장점이 하나 있어."

"그게 뭔데요?"

"누구나 화나면 마시는 술이 평등하다는 것 말이야. 기분
좋거나 기념할 일이 있을 때 마시는 술이야 사람마다 다
르겠지만, 화가 나거나 힘들 때 마시는 술은 전 국민이 똑
같잖아. 대통령도, 재벌도, 회사원도, 거지도 마음이 힘들
때는 찾는 건 소주라고!"

함께 일하는 선배와 나눈 대화입니다. 생각해보면 정말 그렇습니다. 어지간한 재력가가 아닌 이상 화가 치밀어 오를 때 주방에 대고 "거기 와인셀러에 1974년산 ○○와인을 가져와"라고 소리치진 않을 것입니다. 어느 식당에서 "오늘 기분이 무척 좋지 않으니 여기 있는 술 중 가장 비싼 걸 가져오시오"라고 주문하지도 않습니다. 대한민국에선 골치 아픈 일이 있거나 화가 날 때는 소주를 찾는 것이 보통입니다. 소주잔이냐 맥주잔이냐가 다를 뿐이지 술의 종류는 그저 소주입니다. 어딘가에서 이 이야기를 꺼내면 대부분 공감했고 많은 이가 손뼉을 치며 감탄했습니다.

그런데 사람들이 이 이야기를 저항 없이 받아들이기 위해선 하나의 전제가 필요합니다. 그건 바로 속상한 일이 있으면 일단 술을 찾는다는 것인데, 스트레스를 받으면 술을 마신다는 범국가적인 동의가 있어야만 대부분의 사람이 이 이야기에 공감할 수 있습니다. 그래서인지 한국에서는 대도시라면 24시간 언제 어디서나 걸어서 몇 분 거리 안에서 소주를 살 수 있습니다. 그 술은 맛도 좋고 마시기도 편하고 심지어 가격도 저렴합니다.

스트레스 자체는 해로운 것이 아니며 오히려 위기에서 우리를 보호하는 중요한 방어기전입니다. 하지만 변화무쌍한 현대를 살아가는 우리들은 필요 이상의 시간을 불안에 둘러싸여 살

남자는 어떻게 일어서는가

아가기에, 스트레스는 꼭 필요한 방어력이 아닌 우리를 괴롭히는 장애물로 변질되었습니다. 이러한 스트레스에 대응하기 위해 기성세대가 선택한 방법은 술과 담배였습니다. 지금부터 강산이 두세 번 변하기 전, 경제발전기라 부르던 시기의 남성 흡연율은 70퍼센트에 가까웠습니다. 3차가 지나지 않으면 끝나지 않는다는 회식 문화 또한 보편적인 상식이었습니다. 술을 마시지 않는 사람은 직장에서 소외되었고 담배를 피우지 않으면 정보교류에서 따돌림을 당하기도 했습니다. 앞다투어 서로 술과 담배를 권하고 답답한 일이 생기면 알싸한 술과 고소한 담배 한 모금으로 지워내려 애쓰던 세대가 바로 한국의 기성세대입니다.

스트레스를 술과 담배로 푸는 것이 몸에 해롭다는 뻔한 말은 하고 싶지 않습니다. 사실 술과 담배는 답답한 마음의 무게를 덜어내는 데 순간적인 도움을 줍니다. 그리고 그 효과는 즉각적입니다. 마음이 답답할 때 소주 한 잔을 마시거나 담배 한 개비를 피우면 곤두선 날이 누그러지면서 편안해지는 것을 느낄 수 있습니다. 현 시대의 스트레스는 앞서 말했듯이 지독하게 연속적입니다. 이런 상황에서 모든 스트레스를 술과 담배로 다스릴 수는 없습니다. 스트레스 해소 방법이 술, 담배밖에 없는 사람은 지속적인 음주와 흡연으로 건강과 성기능을 서서히 잃게 되고 결국 삶이 망가지게 됩니다. 이제 그 과정을 자세히 들여다봅시다.

술이 우리에게
안겨주는 것

스트레스 해소를 위해 술을 마시는 것이 현명하지 않은 이유는 바로 심박수 때문입니다. 앞서 여러 차례 말했듯, 우리 몸을 휴식하게 만드는 부교감신경은 심장에 부담을 줄이기 위해 심박을 떨어뜨리는 특성이 있습니다. 그런데 긴장으로 인한 스트레스에서 벗어나려고 마신 술이 오히려 심장을 빨리 뛰게 만든다면 이는 우리가 기대한 결과의 반대가 됩니다. 술을 마시면 심장이 빨리 뛰는 현상은 2021년 발표된 한 연구에서 자세히 언급되었습니다. 연구 대상자들에게 평균 이상의 음주를 하게 한 후 심박수를 잰 결과, 평소에 비해 심장이 14퍼센트는 더 빨리 뛰는 것을 관찰할 수 있었습니다. 이는 평소 심박수가 1분에 80회 정도인 사람이 술을 많이 마시면 심박수가 1분에 90회를 훌쩍 넘길 수 있다는 걸 의미합니다. 술로 인한 심박수 증가는 두근거림을 만들어 안정적인 휴식보다는 이로 인한 흥분과 불면증을 겪게 합니다. 그런데 이 실험에서 알게 된 사실은 그뿐만이 아니었습니다. 술을 많이 마시면 심박수가 증가하는 동시에 심박변이도가 감소한다는 것입니다.

심박변이도는 어려운 개념이지만 스트레스를 측정하는 데 무척 중요한 지표이기에 꼭 알고 넘어가야 합니다. 심박변이도는 심장의 박동과 박동 사이에 나타나는 미묘한 차이를 측정하는 지표입니다. 쉽게 말해 심장이 얼마나 규칙적으로 뛰는지 또는 얼마나 자유롭게 뛰는지를 확인하는 작업입니다. 심장이 규칙적으로 뛰면 변이도가 낮은 것이고 심장박동이 자유로우면 변이도가 높은 것입니다.

우리 몸이 휴식을 취하는 상황, 즉 부교감신경이 활성화된 상태에선 심박변이도가 증가합니다. 얼핏 생각하면 심장이 편안한 상황에 놓여 있을수록 균일하게 뛸 것으로 생각되는데 실제는 그 반대입니다. 해야 할 일이 산더미 같은 어느 날을 상상해봅시다. 한 가지 일이 끝나면 다음 일을 바로 해야 하니 모든 일을 제 시간에 딱딱 맞춰 해야 합니다. 중간에 쉬고 싶어도 쉴 수없고, 밖으로 나가 잠시 산책하는 것도 힘듭니다. 하루를 착착살아가려면 여유 부릴 틈이 없습니다. 해야 할 일이 많아지면 생활에서 자유시간이 사라지고 모든 것은 계획대로 흘러가야 합니다. 반대로 갑자기 3일의 휴가가 주어졌는데 아무 할 일이 없다고 해봅시다. 아내는 아이들을 데리고 친정에 갔다고 문자가 와 있습니다. 생각만 해도 입가에 미소가 지어지는 상황입니다. 이런 시간이 오면 하루를 쓰는 방식에서 행동 반경까지 모든 부분에서 자유도가 증가합니다. 일단 평소보다 늦잠을 자게 되고, 가지도 않던 동네 놀이터를 어슬렁거리기도 하고, 그래도 할 일이 없으면 밑반찬에 낮술을 마시며 영화를 볼 수도 있습니다.

한가함에서 오는 자유도 증가는 심장에서도 일어납니다. (다만 심장의 경우 자유도를 변이도라 부릅니다.) 심장 또한 여유가 생기면 병적인 수준을 넘지 않는 선에서 미세하게 박동의 자유로움을 누립니다. 그런 이유로 심박변이도가 증가하면 심장이 부교감신경 아래에서 휴식을 취하고 있고, 변이도가 감소하면 심장이 교감신경 아래에서 열심히 일하고 있다는 증거로 삼게 됩니다. 이 정보를 바탕으로 앞에서 언급한 연구를 생각해봅시다. 중등도가 넘는 음주를 한 참가자들은 심장박동이 증가하고 심박변이도가 감소했습니다. 이는 전형적인 교감신경 항진의 증거이며 휴식의 반대 개념, 즉 흥분의 영역에 처해 있음을 의미합니다. 술을 마셔 스트레스를 풀고 휴식을 취한다는 말은 진실과 동떨어진 이야기인 것입니다.

과도한 음주는 빠른 심장박동으로 인한 피로감을 넘어 위험한 수준의 부정맥을 만들어내기도 합니다. 독일의 한 연구진은 국제적인 맥주축제인 옥토버페스트에서 술을 마신 3000명을 대상으로 심박과 심전도를 측정했습니다. 연구 결과, 참여자의 25퍼센트는 분당 100회 이상으로 맥박이 빨라진 상태였고, 참여자의 5퍼센트에서 심방세동과 같은 위험한 부정맥이 발견되었습니다. 여기서 말하는 심방세동은 심장 속에서 혈전을 만들어 뇌졸중을 일으킬 수 있는 무서운 심장질환입니다. 이 연구 결과를 뒷받침하는 증거는 우리 주변에서도 흔히 찾을 수 있습니다. 인터넷 건강 관련 게시판에 '음주 후 새벽 가슴 두근거림'을 검색하면 같은 증상으로 고민하는 사람들이 얼마나 많은지 쉽게 알 수 있습니다.

술을 마시고 잔 날 가슴이 쿵쾅거리는 증상은 저에게도 일상적인 일이었습니다. 대략 10년 전에는 술은 거의 매일 마셨고 담배도 하루에 두 갑씩 피웠습니다. 이 시기에 새벽에 화장실을 다녀와 누우면 심장이 평소보다, 심지어 잠들기 전보다 훨씬 빨리 뛰며 요동치는 것을 느낄 수 있었습니다. 할아버지부터 이어져 내려오는 부정맥의 가족력을 알고 있었기에, 당시엔 유전적인 기질이 있는데다 담배를 많이 피워 그렇겠구나 생각했습니다.

그때와 달리 담배를 끊고 운동에 집중하는 요즘은 그런 증상을 거의 느끼지 않습니다. 하지만 가끔 자제력을 잃고 과음한 날 밤이면 여전히 두근거림이 찾아옵니다. 술에 의한 갑작스런 빈맥과 부정맥은 금연과 운동으로도 완전히 막을 수 없는 것입니다.

앞선 연구들은 중등도 이상의 음주에서 일어나는 부작용들을 알아본 것입니다. 그럼 적당히 마신 술은 어떨까요? 일반적으로 적은 양의 술은 긴장을 풀어주고 마음을 편안하게 해준다고 알려져 있습니다. 남자의 경우 하루 두 잔 정도의 음주는 심혈관 건강에 도움이 된다는 연구까지 있습니다. 하지만 적당한 술이라고 위험이 없진 않습니다. 술은 대부분 안주를 곁들여 먹기에 늦은 시간까지 과식을 하게 되는 부작용이 있습니다. 식사에 곁들인 술이 평소 한 끼로 먹는 식사보다 훨씬 많은 양의 음식을 먹게 만든다는 연구는 듣고 보면 뻔한 이야기입니다. 술자리를 2차까지만 가도 4시간이 넘도록 술과 음식을 먹습니다. 게다가 짜고 기름진 음식을 긴 시간 동안 많은 술과 먹는 것이 한국 남성들의 음주 문화입니다. 술의 양이 그리 많지 않더라도 같이 먹는 음식의 양과 섭취한 시간이 문제를 만들 수 있습니다.

현대인은 아침에 일어나 일과 운동을 하고 밤에 자면서 휴식을 취합니다. 잠은 하루를 힘들게 살아온 보상이며 내일을 위한 준비입니다. 수면 시간은 하루에 대략 7~8시간은 되어야 충분합니다. 그런데 과음과 과식은 숙면과 휴식에 큰 걸림돌이 됩니다. 늦은 시간까지 먹은 음식은 장을 쉬지 못하게 만들고, 장이 끊임없이 움직이기 위해서는 심장이 계속 빨리 뛸 수밖에 없습니다. 위장에 가득 찬 기름기와 술은 위-식도 괄약근의 수축력을 낮춰 위-식도 역류를 만들기도 합니다. 음식이 목구멍까지 찰랑거리는 느낌이 편히 누워 자는 것을 방해합니다. 게다가 기름진 음식은 다른 음식에 비해 소화 시간이 깁니다. 죽 같은 음식은 1시간, 일반적인 식사는 2시간, 기름진 고기 같은 음식은 소화에 3시간이 걸립니다. 기름진 안주를 먹으며 밤늦은 시간까지 이어진 음주는 술의 양에 관계없이 새벽이 되어서야 몸에게 쉴 시간을 허락하는 것입니다.

늦은 시간까지 이어진 과식과 음주가 주는 부담은 일상에서도 직접적으로 확인할 수 있습니다. 제가 얼마 전에 구입한 스마트워치엔 스트레스 지수를 측정해주는 기능이 있습니다. 이런저런 정보를 모아주는 것이 흥미로워 늘 착용하고 다니는데, 잠을 자거나 조용히 운전할 때는 스트레스 지수가 낮고, 낮에 일을 하거나 사람들을 만나 술자리를 가질 때는 스트레스 지수가 증가했습니다. 재미있는 점은 과식과 과음을 한 날에는 잠들고 나서도 대략 3~4시간 동안 스트레스 지수가 높게 유지된다는 점이었습니다. 어떤 원리로 측정되나 확인해보니 심박 안정도를 이용한 지표였습니다. 과음하거나 마신 술의 양이 적어도 과식을 하면 자는 동안에도 소화가 끝나기까지의 3시간 동안 교감신경이 팽팽히 항진되어 있는 것입니다. 자기 전에 음식을 잔뜩 먹은 다음 날 얼굴이 퉁퉁 부어 있는 것은 물론 찌뿌둥하니 개운하지 못한 것에는 다 이유가 있었던 것입니다.

이를 알게 된 이후 제 스마트폰에는 세 개의 알람이 생겼습니다. 오후 9시에 울리는 알람엔 음식을 그만 먹을 시간, 오후 10시 30분에는 집으로 갈 시간, 자정에는 잠들 시간이라는 문구를 적어두었습니다. 그리고 1시간 이내의 거리는 집까지 걸어서 들어갑니다. 소화도 시키고 술도 깨기 위해서요. 그리고 12시에는 가능하면 잠에 들기 위해 노력합니다.

담배가 우리에게
안겨주는 것

음주와 마찬가지로 흡연 후에 일시적으로 찾아오는 몽롱함은 안도감을 느끼게 합니다. 한 연구에서는 니코틴이 근육에 작용하는 교감신경의 힘을 약하게 만들어 근육의 긴장을 낮춰준다는 결과를 보고하기도 했습니다. 그래서 일부 흡연자들은 담배가 몸에 해로운 것은 사실이지만 스트레스 해소만큼은 도움이 된다고 주장합니다. 하지만 담배의 이런 이완 기능은 양의 탈을 쓴 늑대와 다를 바 없습니다. 흡연은 구취와 더불어 각종 암을 일으키고 성기능까지 망가뜨립니다. 혈관을 수축시켜 혈압을 올리고 심장을 빨리 뛰게 만듭니다. 정상적인 혈압에서 편안한 심장박동을 보일 때 우리 몸은 휴식을 취하는데 담배는 그 반대선에 있습니다.

담배가 스트레스 해소에 도움이 되지 않는다는 것을 보여주는 결정적인 증거가 있습니다. 담배를 피운 사람과 피우지 않는 사람의 침을 비교 분석해보니, 흡연자의 것이 비흡연자에 비해 코르티솔 값이 높게 측정된 것입니다. 코르티솔은 우리 몸에 스트레스가 가해질 때 분비되는 호르몬입니다. 흡연자의 침에서

3. 남자를 좀먹는 것들

1
2
3

더욱 높게 측정된 코르티솔 수치는 담배가 스트레스를 제거하기는커녕 더해주는 역효과가 있다는 증거가 됩니다.

"담배를 피우면 혈압이 올라가고 심박이 빨라지며 코르티솔이 증가합니다."

앞에서 말한 것을 정리한 이 문장을 읽으면 이제 교감신경이 바로 떠오를 것입니다. 흡연은 겉으로는 스트레스 해소에 도움을 주는 척하지만 속으로는 교감신경을 자극해 스트레스를 더욱 가중시킵니다. 성기능을 원활하게 발휘할 수 있는 순간은 부교감신경이 활성화될 때입니다. 스트레스 자체만으로도 성기능이 위협받을 수 있는데, 여기에 담배까지 피우면 자극 받은 교감신경과 혈관의 수축 작용으로 우리의 성기능은 옆구리에 레프트 훅을 두 대 맞은 복서처럼 꼬꾸라지는 수밖에 없습니다. 담배를 피울 때 느끼는 해방감과 행복감은 니코틴의 농도가 떨어져 나빠진 기분이 담배를 피움으로써 다시 좋아지는 것에 불과한 그저 금단현상의 해소일 뿐입니다.

스트레스를 풀어주는 척 더해주는 담배의 약아빠진 해악은 여기서 그치지 않습니다. 담배는 성욕과 발기력을 넘어 정자 상태마저 기가 막히게 망쳐놓습니다. 제가 일하는 병원 근처에 난임 치료 전문 산부인과가 있습니다. 그 병원은 난임 부부가 검진을 받다가 남성 쪽에 문제가 있다고 판단되면 저에게 환자를 의뢰합니다. 그렇게 난임 전문 산부인과와 10년을 협진했습니다. 정자 상태에 문제가 있는 남자들을 오랜 시간 관찰하면서 알게 된 것은 담배를 피우면 정자의 수, 정상 정자의 비율, 정자의 운동성 모두가 나빠진다는 것입니다. 이 현상은 이론적으로도 이미 증명되었고 진료를 보면서도 분명히 확인할 수 있었습니다. 문제는 사람들이 과학적으로 입증된 이 사실을 거의 모른다는 것이며 심지어 의사들도 여기에 대해 관심이 없다는 점입니다. 실제로 정자검사 결과가 나쁜 사람에게 흡연이 원인이라고 말하면 무척 놀라는 경우를 흔하게 봅니다. 그런 말은 생각지도 못 했다는 반응입니다. 다행인 것은 금연과 규칙적인 운동을 통해 고환의 혈액순환을 원활하게 해주면 3개월 정도 이후부터 정자 상태가 호전되는 것을 상당수에서 볼 수 있었습니다. 담배에 의한 정자 기능 약화는 절대 되돌릴 수 없는 정도의 해악은 아닌 것입니다.

앞서 언급한 흡연 후의 코르티솔 증가에 대한 연구에서도 마찬가지입니다. 담배를 피운 사람과 피우다 끊은 사람, 아예 피우지 않는 사람을 비교해보니 피우다 끊은 사람과 한 번도 피운 적이 없는 사람 사이에는 차이가 없었습니다. 담배를 끊으면 코르티솔의 영향도 사라지는 것입니다. 오랜 흡연이 만들어내는 폐질환들 중에는 전혀 되돌릴 수 없는 것들도 있습니다. 하지만 성기능과 정자 기능은 돌이킬 여지가 남아 있습니다. 그러니 '이미 버린 몸 노력해봐야 뭐하겠어' 같은 자조 대신 한시바삐 금연의 길로 접어드는 것이 좋습니다.

정자 이야기가 나온 김에 그것을 망가뜨리는 다른 요소도 간단히 짚고 넘어가겠습니다. 젊은 나이에도 정자 검사 결과가 엉망인 사람들을 관찰해보면 흡연과는 별도로 잠이 부족하거나 운동이 모자란 사람들이 많았습니다. 선천적으로 무정자증이거나 고환 손상 혹은 수술로 정자가 약화된 상태가 아닌, 생활상의 문제로 정자 기능이 떨어진 사람이라면 그 악화 요인은 대부분 흡연, 수면 부족, 운동 부족이었습니다. 담배를 피우면서 운동은 하지 않고 수면 또한 부족하진 않은지, 이 책을 읽는 여러분의 삶을 잠시 들여다봅시다.

젊은 세대의
성기능장애

성기능장애를 겪기 시작하는 시점을 대략 사십 대 이후라 생각하지만 진료를 보다 보면 꼭 그렇지도 않습니다. 만약 하루에 서너 명의 성기능장애 환자가 외래를 찾는다면, 그중 한 명은 이삼십 대대입니다. 심지어 자위할 때 음경에 힘이 풀린다고 찾아오는 고등학생도 있습니다. 불과 10년 전만 해도 젊은 남성들의 성기능장애는 그리 많지 않았습니다. 통계적인 수치로는 따로 조사하지 않았지만 시간이 갈수록 젊은 층의 발기부전이 늘어나고 있습니다. 중요한 것은 이러한 젊은 세대들은 술과 담배를 그리 즐기지 않는 세대라는 점입니다.

그럼 요즘 젊은 남성들은 왜 나이와 술, 담배, 성인병의 악영향 없이도 성기능장애를 겪는 것일까요? 이들은 어떤 부분에서 기성세대와 차별되는 스트레스를 경험하고, 어떤 방식으로 그것을 해결하기에 이전 세대에 비해 성기능 감소를 일찍 겪는 것일까요? 세대 간의 차이를 섣불리 단언하는 일은 무척이나 조심스럽지만 저는 공부, 게임, 운동, 이 세 가지 요소가 영향을 미친다고 생각합니다.

요즘 세대는 공부를 많이 합니다. 공부를 잘하는지는 둘째 문제고 일단 의자에 앉아 있는 시간이 깁니다. 어릴 때는 조기교육에 시달리고 학교가 끝나면 학원으로 배달되며 짬이 나면 스터디카페에 앉아 있어야 합니다. 대학을 가도 취업을 위해 도서관에 앉아 있고 취업을 해도 더 나은 곳으로 이직하기 위해 퇴근 후에 책을 들고 카페로 향합니다. 한국 사람은 양반다리가 편하고 일본 사람들은 무릎 꿇고 앉는 것이 익숙하듯이, 한국의 젊은 이들은 앉아 있는 것에 익숙합니다. 10시간은 기본이고 그보다 더한 사람들도 적지 않습니다.

이런 이야기를 하면 모든 사람들이 공부에 몰두하는 건 아니지 않냐 생각할 수 있습니다. 그렇습니다. 모든 학생들이 독서실과 학원에 엉덩이를 붙이고 있지는 않습니다. 모든 직장인들이 이직을 준비하지도 않습니다. 하지만 공부를 하지 않으면 술을 마시거나 게임을 합니다. 어릴 때부터 초고속 인터넷 환경에 노출된 지금 세대의 삶에는 게임이 한 부분을 차지하고 있습니다. 최근 청소년 범죄율이 이전 세대보다 훨씬 감소했는데, 이는 나라가 훌륭해지거나 교육 수준이 높아져서가 아니라 게임하느라 탈선할 시간이 없어서라는 분석이 있을 정도입니다. 게임방에서 게임을 마치면 집에 와서 다시 컴퓨터를 켜고, 아버지가 방에

남자는 어떻게 일어서는가

들이닥쳐 난리통이 나면 스마트폰을 들고 이불 속으로 기어들어가는 것이 요즘의 일상입니다.

한국의 많은 젊은 남성은 공부 또는 게임을 이유로 의자에 앉아 있고, 둘 다 대충하지 않습니다. 엉덩이를 의자에 뿌리박은 듯 붙이고 하루를 살아갑니다. 문제는 뿌리박은 그 엉덩이와 딱딱한 의자 사이에 고환과 전립선이 끼어 비명을 지르고 있다는 것입니다. 고환과 전립선은 남성호르몬과 정자, 그리고 정액을 만드는 기관입니다. 그곳으로 쾌감을 느끼는 신경이 지나가고 발기를 준비시킬 혈액이 지나갑니다. 생식기를 구성하는 여러 기관들, 그곳에 포함된 혈관과 신경, 이를 이루는 하나하나의 세포들은 산소와 영양분이 필요하고 노폐물을 배출해야 합니다. 그런데 엉덩이를 그렇게 딱딱한 의자에 오래 붙이고 있으면 몸통 무게에 짓눌린 생식기관에 혈액이 원활히 공급되지 못합니다. 세포에 산소와 영양분이 잘 공급되지 않는 것입니다. 이런 혈액순환 부족이 길어지면 전립선에 염증이 생기고 정액량이 줄어들며 사정할 때 느끼는 쾌감마저 떨어집니다.

물론 모든 성인들이 의자에 엉덩이를 붙이고 살진 않습니다. 게임이나 공부가 아니라 운동에 흠뻑 빠져 사는 사람들도 적지 않습니다. 요즘은 SNS를 통해 운동한 몸을 드러내고 과시하는 사람들이 크게 늘어났습니다. 사람들은 노력으로 가꾼 몸을 긍정적인 시선으로 바라봅니다. 그래서인지 근육 운동에 대한 관심이 그 어느 때보다도 증가하고 있습니다. 하지만 요즘 운동은 대부분 보여주는 데에만 초점을 두고 있습니다. 모양을 만드는 운동은 근육을 자극하고 성장시키는 데 집중하기에 몸에 대한 정확한 지식이 없는 사람들은 컨디션 관리나 균형 있는 영양 섭취에 관심을 기울이지 않는 경우가 많습니다.

실제로 과한 운동과 단백질 남용으로 신장기능이 망가져 병원을 찾는 사람들이 늘고 있습니다. 몇 가지인지 모를 보충제는 챙겨 먹으면서 정작 음식은 골고루 먹지 않는 이상한 식이요법을 하는 사람도 상당수 있습니다. 몸 상태를 고려하지 않고 무리하게 진행한 개인 레슨으로 대상포진이 생긴 사람, 운동 강도를 너무 높게 잡아 단순포진이 남달리 자주 재발하는 사람도 있습니다. 젊은 층의 대상포진과 잦은 단순포진은 면역력이 약해질 때 생기는 질환입니다. 운동 후에 이런 질환이 발생하는 것은 무리한 운동이 오히려 면역력을 떨어뜨릴 수 있다는 결정적인 증거가 됩니다. 지치다 못해 면역력이 떨어질 정도의 무리한 운동, 한두 가지 영양소에만 집중해 섭취하는 식단, 체지방을 줄이기 위한 극단적인 다이어트, 몸무게를 기준점에 맞추기 위해 사우나에서 장시간 땀을 흘리는 것 등 보기 좋은 몸을 만들기 위한 이런 행위들은 결국 성기능 감소로 이어집니다. 우리 몸은 건강한 상태에서만 생식능력이 원활이 작동하기 때문입니다.

보기 좋은 몸을 만들기 위한 규칙적인 근육 운동은 많은 시간을 요구합니다. 각각의 근육을 개별적으로 자극해주어야 하기에 소모되는 시간이 깁니다. 이십 대 중반 이후의 성인들은 대부분 직장생활을 하기에, 체계적인 운동 스케줄이 더해지면 수면 시간이 줄어듭니다. 잠잘 시간을 빼 운동을 해야 하기 때문인데, 이렇게 생기는 수면 부족은 성기능을 크게 떨어뜨립니다. 잠이 모자라면 몸이 피로하고 신경이 곤두서서 쉽게 짜증이 나는 예민한 상태가 됩니다. 이는 스트레스에 취약한 상태로 이어지고 결국 코르티솔 분비를 자극해 남성호르몬을 억제하는 결과를 낳습니다. 수면 부족은 성욕 감퇴와 발기력 저하를 넘어 아침 발기에도 영향을 미칩니다. 아침 발기는 REM수면 구간과 새벽 시간에 급격히 올라가는 남성호르몬이 만나 일어나는 현상입니다. 그래서 아침 발기는 수면 시간이 짧거나, 불규칙하거나, 남성호르몬이 떨어지거나, 척추를 크게 다치면 사라집니다. 아침 발기의 목적은 산소와 영양분을 발기와 관련된 생식 기관에 규칙적으로 공급해 이를 늘 건강하게 유지하는 것입니다. 잠잘 시간을 빼서 운동에 쏟을 경우 수면 리듬이 불규칙해져서 아침 발기에 문제가 생깁니다. 그리고 이 기간이 길어지면 성기능 감소가 그다음 문제로 이어집니다.

그럼 스트레스는 어떻게 해소해야 할까

그렇다면 스트레스는 어떤 방법으로 풀란 말일까요? 술을 전혀 마시지 않아야 할까요? 담배는 바로 끊어야 할까요? 의자에 앉아 있는 시간이 길면 해로우니 발기를 위해 공부도 하지 말고 게임도 하지 말고 지칠 것이 두려워 운동도 하지 말아야 할까요? 모든 사람들은 퇴근과 동시에 그저 베개를 끌어안고 침대로 달려가야 할까요? 그럴 리는 당연히 없습니다. 술은 가슴이 두근거려 잠에 방해가 되지 않도록 적당히 즐기고 공부나 게임을 할 때는 30분마다 몸을 가볍게 움직여주면 됩니다. 운동은 수면의 질과 컨디션을 유지하는 선 안에서 모양보다는 건강한 상태 자체에 집중하는 방향으로 추구하자는 이야기입니다. 그리고 아침 발기가 사라지면서 전해오는 (제발 휴식하고 잠 좀 자라는) 음경의

SOS 신호를 무시하지 말라는 것입니다. 그런데 담배만은 다른 요소들과 달리 적당히 허용할 수 없습니다. 정자를 망치고 자율 신경의 긴장도를 높이며 운동 효율을 낮추는 담배는 건강한 남자가 되기 위해 가장 먼저 생활에서 걷어내야 하는 나쁜 습관입니다.

그런데 이런 생활 변화로 얻을 수 있는 것은 성기능에 해를 주는 요소들을 조절하는 것, 더 나빠지는 것을 막아주는 일에 국한됩니다. 나빠진 것을 회복시키거나 정상인 사람이 더 강한 성기능을 얻기 위해선 추가적인 노력이 필요합니다. 밑 빠진 항아리에 물을 잔뜩 담으려면 밑도 막아야 하지만 물도 길어 넣어야 합니다. 우리는 어떤 활동을 통해 떨어진 성기능을 개선하고 단단하게 만들어 오래 유지할 수 있을까요? 생활에서 일어나는 크고 작은 스트레스는 어떻게 현명하게 풀어낼 수 있을까요? 드디어 항아리에 물을 채울 시간, 달리기의 효과에 대해 이야기할 시간입니다.

4

남자는 어떻게
다시 일어서는가

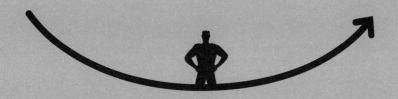

성인병을 물리치는
달리기의 마법

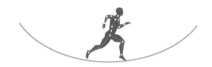

　대표적인 성인병 사총사인 고혈압, 당뇨, 고지혈증, 고요산혈증은 모두 과잉이라는 씨앗에서 싹트는 질병입니다. 그래서인지 이 질병들은 몰려다니는 경향이 있습니다. 고혈압이 있는 사람은 당뇨나 고지혈증을 앓을 가능성이 높고, 이 둘을 앓는 사람은 다른 성인병을 얻게 될 가능성이 높습니다. 그래서 의사들은 이들을 하나로 묶어 '대사증후군'이라 이름 짓고, 서로 영향을 주고받는 것으로 판단하고 있습니다. 대사증후군에 속하는 이 질환들이 서로 영향을 주고받는 데는 여러 원인들이 있겠지만, 그중에서도 '인슐린저항성'이란 요소가 무척 중요합니다. 약간은 생소한 이 개념을 쉽게 이해하려면 우선 인슐린이 하는 일을 먼저 알아야 합니다.

인슐린이 하는 일

음식을 먹으면 위와 장은 소화작용을 통해 음식을 분해하고 흡수합니다. 이렇게 몸속으로 들어온 여러 영양소들 가운데 에너지를 만들 수 있는 성분은 탄수화물과 단백질과 지방입니다. 그중에서도 에너지원으로 가장 많이 사용되는 것은 우리가 잘 알고 있는 '탄수화물'입니다. 당분의 복합체인 탄수화물은 몸속으로 흡수되면 작게 분해되어 근육조직과 심장, 두뇌로 보내지고 각 기관의 에너지원으로 즉시 사용됩니다. 그런데 필요한 양을 넘어서는 탄수화물이 한 번에 몸속에 들어오면 혈액 속에는 미처 사용되지 못한 당이 남아돌게 되고 그 결과 혈당 수치가 올라갑니다. 갑자기 치솟은 혈당은 우리 몸의 항상성과 대사작용을 파괴시켜 여러 가지 질병을 만들기 때문에 췌장은 이를 막기 위해 혈당을 조절하는 물질인 인슐린을 분비합니다. 인슐린은 혈액 속에 넘쳐나는 당분을 간세포나 근육세포 속으로 이동시

남자는 어떻게 일어서는가

켜 글리코겐이라는 물질로 바꿔 저장시키는 힘을 가지고 있습니다. 이렇게 하고도 혈당이 높을 때는 당분을 지방산으로 바꾸어 지방세포 속에 저장시킵니다. 인슐린은 혈액 속에서 과도하게 높아진 혈당을 낮추는 동시에 필요 이상으로 흡수된 에너지원을 버리지 않고 서장하는 이중석인 기능을 가지고 있습니다.

인슐린저항성은 나이만 들어도 증가한다

이런 인슐린의 작용이 어떤 때는 원활히 이루어지고, 어떤 때는 그렇지 않습니다. 이렇게 시시각각 다른 인슐린의 작동 효율에 영향을 미치는 것이 '인슐린저항성'입니다. 만약 우리 몸속의 어떤 상황 때문에 인슐린저항성이 높아지면 평소 사용하는 것보다 더 많은 양의 인슐린이 있어야만 정상적인 혈당이 유지됩니다.

예를 들면 이렇습니다. 큰 집회가 있어서 대략 만 명의 사람이 한자리에 모였습니다. 이 정도의 인원을 안전하게 통제하려면 상당한 경찰 인력이 필요합니다. 대략 만 명의 사람이 모였을 때 큰 문제없이 안전하게 집회를 통제할 수 있는 경찰 인원을 500명이라고 가정해봅시다. 그런데 집회마다 모인 사람들의 성향이나 그들을 모이게 만든 문제는 날마다 다릅니다. 날씨도 다르고 계절도 다릅니다. 쾌청한 가을 집회에 모인 만 명의 사람들이 사회질서를 존중하고 경찰의 지도를 잘 따르는 경향이라면 500명이 아니라 300명의 경찰만으로도 집회를 안전하게 통제할 수 있을 것입니다. 이렇게 적은 인원으로도 상황이 잘 통제되는 경우와 비슷하게 적은 양의 인슐린으로도 혈당이 잘 조절되면 우리는 그 상태를 '인슐린저항성이 낮은 상태'라고 정의합니다. 반대로 무척 화가 나 있는데다 경찰에 대한 존중감마저 떨어진 만 명의 군중이 모여 있는 상태라면, 심지어 이들이 모인 날이 후덥지근한 여름이라면 이들의 집회를 안전하게 통솔하기 위해 500명이 아닌 천 명의 경찰이 동원되어도 곤욕을 치를 수 있습니다. 이렇게 평소보다 많은 양의 인슐린으로도 혈당 조절이 잘 되지 않는 상황을 '인슐린저항성이 높아진 상태'라고 부릅니다.

인슐린저항성은 여러 상황에 의해 높아질 수 있습니다. 우선 인슐린저항성은 과체중이 되거나 비만일 때 증가합니다. 과체중에 흔히 동반되는 지방간이 있어도 증가합니다. 늘어난 지방세포가 인슐린저항성을 높일 수 있는 여러 가지 염증 물질을 분비하기 때문입니다. 고혈압과 고지혈증 같은 성인병이 있어도, 나이가 45세보다 많아져도 인슐린저항성은 증가합니다. 사십 대 후반이 넘어가는 시점에 여러 성인병을 동시에 진단받는 분들을 어렵지 않게 마주할 수 있는 것은, 여러 성인병의 근본이 되는 인슐린저항성이 나이가 든다는 이유만으로도 저절로 증가하기 때문입니다. 마지막으로 신체 활동량이 적거나 심장병 또는 뇌혈관질환이 있을 때 인슐린저항성이 증가합니다. 활동량 감소는 과체중으로 쉽게 연결되고 심장병과 뇌혈관질환이 생기면 활동적인 운동 자체가 불가능해지기에 이런 인과관계는 어찌 보면 당연할 수밖에 없습니다.

인슐린저항성과 성인병, 그리고 운동

인슐린저항성이 높아지면 인슐린의 효율이 떨어지고 혈당이 증가하면서 당뇨가 생길 확률이 높아집니다. 하지만 높아진 인슐린저항성은 다른 질환이 생길 가능성도 불러옵니다. 증가한 인슐린저항성은 혈관 건강에 나쁜 지방 성분의 농도를 높게 만듭니다. 인슐린저항성은 당뇨와 동시에 고지혈증을 만들 수 있습니다. 혈액 속에 나쁜 지방 성분이 많아지면 이 지방 성분이 우리 몸 곳곳의 혈관을 코팅해 혈관벽에서 산화질소가 분비되는 것을 방해합니다. 혈관은 상황에 따라 이완되거나 수축해가며 혈압을 늘 일정하게 유지하려 하는데, 혈관을 이완시켜 혈압을 낮춰주는 산화질소가 혈관 속을 덮은 기름때에 방해를 받게 되니 그 결과는 고혈압으로 이어집니다. 게다가 인슐린저항성이 높아지면 동맥경화를 예방해주는 고밀도지단백이 감소합니다. 높아진 인슐린저항성이 동맥경화로 이어져 혈관 곳곳이 좁아지면 그 너머로 혈액을 보내기 위해 심장이 더 강하게 뛰게 되면서 고혈압을 악화시킵니다. 높아진 인슐린저항성은 통풍과 고요산혈증의 발생에까지 영향을 줍니다. 높아진 혈당에 의해 일어나는 질병인 당뇨와 높아진 요산 성분에 의해 일어나는 질병인 통풍, 이 두 질환은 서로 다른 물질에 의해 생겨남에도 근본적으로는 인슐린저항성과 연결되어 서로의 발생을 촉진하는 성질이 있습니다. 게다가 통풍은 날카로운 요산결정이 미세한 혈관들을 파괴시킴으로 고혈압을 악화시키는 성질까지 있으니, 인슐린저항성을 바탕으로 한 성인병의 연결 고리는 도대체 몇 겹으로 우리를 괴롭히는지 하나하나 셀 수 없는 수준입니다.

인슐린저항성을 낮춰주는 가장 좋은 해결책은 운동입니다. 성인병을 부르는 과체중과 비만, 지방간과 활동 부족을 동시에 해결할 수 있는 최고의 처방은 바로 꾸준한 운동입니다. 운동을 통해 인슐린저항성이 낮아지면 앞에서 설명한 나쁜 작용들이 모두 거꾸로 돌아가는 효과를 얻을 수 있습니다. 운동을 통해 혈당과 지질 관리가 원활하게 이루어지면 당뇨와 고지혈증을 앓게 될 가능성이 낮아집니다. 이로써 고요산혈증이 생기는 것을 억제하는 것은 물론이고 혈관 이완 물질인 산화질소의 생성을 도와 고혈압까지 개선시킵니다. 운동은 여러 성인병의 원인이 되는 과잉 영양분을 소비시켜버리기 때문에 앞으로 문제가 될 원흉마저 제거합니다.

그렇다면 여러 운동 중 어떤 것이 인슐린저항성을 가장 많이 감소시킬까요? 유산소 운동과 근육 운동 중에 인슐린저항성을 낮추는 데 어떤 것이 더 효과적인지 의견이 분분합니다. 여러 연구 결과가 다른 견해를 보이는 것으로 보아, 한 가지 운동을 콕 집어 말하기는 어려워 보입니다. 하지만 두 운동 모두 도움을 주는 것만은 확실하기에 복부 지방을 줄이고 체중을 안정적으로 유지할 수 있는 운동이라면 어떤 것도 의미가 있을 것입니다. 하지만 혈관 건강과 고혈압을 낮추는 유산소 운동의 장점을 생각하면, 만성성인병이 흔히 발생하는 40세 이상의 남성의 경우 근육 운동에만 매달리기보다는 두 종류의 운동에 균형을 맞추거나 유산소 운동에 더 큰 노력을 기울이는 것이 나은 결과를 보여줄 것입니다.

선순환을 불러일으키는 운동의 효과

운동에 의한 성인병 개선과 예방은 인슐린저항성과 무관한 쪽에서도 일어납니다. 운동으로 인해 근육이 자주 사용되면 혈관 확장에 도움을 주는 다양한 대사산물이 만들어지고, 혈관을 원활하게 이완시켜주는 산화질소와 프로스타사이클린이라는 물질이 분비됩니다. 근육을 성장시킴에 따라 혈관 확장에 도움이 되는 물질들의 분비가 증가하는 것은 당연합니다. 강한 운동으로 근육을 키우면 그것을 유지하고 움직이기 위해 더 많은 피가 흘러야 하기 때문입니다. 그래서 우리는 근육 운동을 많이 한 사람들의 팔에서 툭 불거진 핏줄을 흔히 볼 수 있습니다. 우리 몸은 혈압이 높아지면 혈관을 이완시켜 그 압력을 일정하게 유

남자는 어떻게 일어서는가

지시키는데, 운동을 통해 길러진 혈관 확장 능력은 고혈압을 개선하고 막아주는 유연성으로도 이어집니다. 근육을 위해 발달된 혈관계가 혈압 조절에도 좋은 영향을 미치는 것입니다.

운동은 몸의 수분을 조절하는 '레닌-안지오텐신'이라는 시스템에도 영향을 미처 혈압을 낮춰줍니다. 이 체계는 몸의 수분을 늘 일정하게 유지하는 역할을 맡고 있는데, 그 힘이 과도하게 강해지면 물을 배출하는 기능이 억제되면서 혈액 속에 수분이 쌓이게 됩니다. 혈관이 가진 공간은 정해져 있는데 그곳에 평소보다 많은 수분이 들어차 있으면 이는 바로 고혈압으로 이어집니다. 그래서 많은 고혈압 약이 이 시스템이 과하게 작동하는 것을 조정하는 방향으로 설계되어 있습니다. 가장 대표적인 고혈압 약물인 'ACE억제제'는 레닌과 안지오텐신이라는 물질이 서로 영향을 주어 고혈압이 발생하는 것을 막아주는 작용을 합니다. 이 약물과 똑같은 방식으로 혈압이 오르지 못하게 막는 것이 바로 운동입니다. 그리고 규칙적인 운동만으로 혈압이 일정 부분 안정화될 수 있는 이유가 바로 이 작용 때문입니다.

꾸준한 달리기를 통한 체중 감소 또한 혈압을 낮춰줍니다. 규칙적인 유산소 운동으로 체중이 2.3킬로그램 줄면 혈압이 1mmHg 감소한다는 연구 결과도 있습니다. 수많은 변수를 제외

하고 오직 체중 조절만으로도 혈압을 올리고 내릴 수 있는 것입니다.

규칙적인 운동은 인슐린저항성 감소 이외에도 다양한 방식으로 혈관을 이완시키고 혈압과 심박을 안정적으로 만들어주는 힘을 가지고 있습니다. 여러 성인병에 대한 이러한 개선 효과는 건강 회복과 동시에 성기능 회복이라는 큰 선물을 안겨줍니다.

남자는 어떻게 일어서는가

마음의 평화를
부르는 달리기

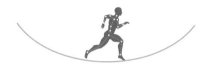

　스트레스는 위험에 대한 보호 반응입니다. 우리는 위험을 감지하면 가장 먼저 불안을 느끼고 교감신경을 발동시켜 위험에 대비합니다. 이 일련의 대응 과정이 스트레스입니다. 그러면 달리기는 스트레스를 어떻게 해결한단 말일까요? 사실 우리가 달린다고 해서 우리를 둘러싼 위험이 사라지는 건 아닙니다. 노력해서 많이 달려도 위험은 조금도 사라지지 않습니다. 전 국민이 모여 평화 마라톤 대회를 한다고 해서 북한이 핵미사일을 포기하지 않습니다. 이런 현실에서 우리가 할 수 있는 일은 필요 이상의 불안을 조절해 교감신경이 과도하게 작동하지 않게 연습

하는 일입니다. 어떤 것이 진정한 위협인지 구분하는 능력 또한 중요합니다. 달리기는 바로 이 부분에서 강력하게 작동합니다.

달리기를 오래 하면 심장이 튼튼해지는 것은 모두가 아는 상식입니다. 유산소 운동은 심장을 빨리 뛰게 만들어 심근을 발달시킵니다. 이는 심장 기능에 직접 작용해 심장이 뿜어내는 박출량을 늘립니다. 잘 발달된 심장은 낮은 수의 박동에도 충분한 양의 혈액을 돌릴 수 있고 안정적인 순환을 만들어냅니다. 이런 변화는 자동차의 엔진과 출력으로 이해하면 쉽습니다. 배기량이 높은 자동차는 엑셀을 살짝만 밟아도 속도를 빠르게 높일 수 있습니다. 원하는 속도에 도달하기 위해 밟는 엑셀의 깊이가 얕은 것입니다. 달리기를 오래 한 사람들은 평상시의 심장박동수가 낮습니다. 심장 효율이 워낙 좋아서 빨리 뛸 필요가 없기 때문입니다. 마라톤 선수들의 평소 심박은 1분에 60회 이하까지도 내려갑니다. 심박이 안정적으로 내려가면 심장 두근거림을 느낄 가능성이 줄어듭니다. 이런 안정성은 두근거림의 기간을 줄여 쉽게 잠들 수 있는 기반을 만들고 평상시의 피로감을 줄이는 효과가 있습니다. 달리기를 통한 심장 변화는 결국 부교감신경이 쉽게 깃들 수 있는 조건을 만들어 성기능을 원활히 만드는 데 기여하는 것입니다.

불안을 삼키는
달리기

쉽게 놀라고 작은 일에도 불안해하는 사람들, 소위 불안장애
증상을 안고 있는 이들의 심장은 일반인에 비해 빠르게 뛰는 편
입니다. 앞에서 설명한 것처럼 불안을 느끼면 교감신경이 활성화
되기 때문입니다. 그런데 불안과 빠른 심박수의 연결이 오랜 시
간 이어질 경우 반대로 작용하기도 합니다. 평소에 심박수가 빠
른 사람은 남들보다 불안을 느끼기 쉽습니다. 두근거림은 계단으
로 세 개의 층만 한 번에 올라도 생길 수 있습니다. 다른 차를 향
해 울리는 경적 소리를 듣고도 생길 수 있습니다. 담배를 피워도,
아침에 직장에 늦지 않기 위해 집중해서 운전할 때도 심장은 두
근거립니다. 불안장애를 가진 사람들의 이런 두근거림은 다시 불
안을 만들고 결국은 스트레스라는 결과물을 낳습니다. 평소에 심
박이 빠른 사람들에게는 불안의 악순환이 생기기 쉽고 휴식을 통
해 빠져나오더라도 다시 이 악순환에 갇히기 쉽습니다.

혈압과 심박수를 낮게 만들어 두근거림을 줄이는 달리기의
효과는 불필요한 불안을 줄이는 데 큰 도움이 됩니다. 심박수가
높아 불안을 잘 느끼는 경향을 운동을 통해 제거할 수 있는 것입

니다. 규칙적인 달리기는 두근거리는 느낌이 언제나 불안과 연결된 게 아니라는 긍정적인 인지를 심어줍니다. 달리기를 통해 얻을 수 있는 긍정적인 움직임과 운동 후의 상쾌함, 시원하고 후련한 기분을 두근거림과 함께 느끼다 보면 두근거림이 언제나 불안한 일과 연결된다는 잘못된 인식의 고리를 끊을 수 있게 되는 것입니다.

달리기가 주는 작지만 확실한 성취감과 자신감

달리기의 또 다른 장점은 성취감과 자신감을 얻게 해준다는 것입니다. 우리가 살아가면서 세우는 여러 목표는 가만히 보면 무척이나 오래 걸리는 것들입니다. 든든한 노후를 만드는 것, 좋은 집을 가지는 것, 아이들을 좋은 대학에 보내는 것. 하나하나의 목표들이 길고 거대합니다. 그런 목표만을 쫓는 삶 속에서 성취감을 느끼기란 굉장히 어려운 일입니다. 달리기는 이렇게 크고 얻기 힘든 성취감이 아닌 꾸준하고 반복적으로 느낄 수 있는 작지만 확실한 만족감을 선사해줍니다. 정해진 거리를 두고 그것을 달려내면서 목표를 이루다 보면, 살아가며 겪는 여러 일에 자신감이 생기고 이것이 실질적인 수확이나 성취로 이어지기도 합니다. 실제로 심리학자들은 행복한 삶을 사는 데 있어 큰 목표를 통한 성취보다 작은 목표를 자주 이루어내는 것이 중요하다고 말합니다.

달리기를 통해 얻는 자신감은 위험을 인지하는 쪽에도 영향을 미쳐 우리를 둘러싼 여러 현상을 위험으로만 받아들이지 않게 만들고 선별해 대응하도록 도와줍니다. 달리기가 우리를 감싼 상황이나 위험을 줄일 수는 없지만, 각각의 정도와 진위를 파악하고 진짜 위험만을 가려 필요 없는 교감신경의 활성을 억제하게 합니다. 이렇듯 꾸준한 달리기는 스트레스를 받아야 할 진짜 위험과 걸러도 될 가짜 위험을 가려낼 힘을 만들어줍니다.

달리기를 통한 체중 감소 또한 자신감을 얻는 데 도움을 줍니다. 규칙적인 달리기와 음식량 조절은 체중 감소라는 긍정적인 결과를 만듭니다. 내장과 몸을 감싸던 지방질이 사라지면 숨어 있던 외적인 매력이 모습을 드러냅니다. 어린 시절 가지고 있던 얼굴이 드러나고 날렵한 몸매가 돌아옵니다. 부정하고 싶은 외적인 단점들이 줄어들고 거울을 볼 때마다 즐거운 마음이 샘솟습니다. 옷을 벗었을 때 당당한 몸은 우리 마음의 부끄러움을 지우고 상대의 마음을 흥분시킵니다. 건강하고 날렵한 몸은 누구 눈에나 보기 좋기 때문입니다. 이러한 스스로에 대한 인식 개선은 자신과 남들의 마음속에서 동시에 일어납니다.

외적인 모습 개선은 외모를 넘어 성적 자신감으로도 이어집니다. 체중 감소의 효과는 생식기에도 일어나기 때문입니다. 음경해면체의 위쪽 3분의 1 지점은 현수인대라는 고정 장치에 의해 치골에 고정되어 있습니다. 치골은 음모와 음경이 만나는 지점 아래에서 만져지는 뼈입니다. 음경의 뿌리가 뼈에 고정되어 있는 것입니다. 체중이 불어나 지방조직이 늘어나면 음모 아래에 있는 지방층에도 살이 찝니다. 기왕 살이 찔 거면 음경도 같이 좀 커지면 좋겠는데, 음경피부에는 지방이 거의 없고 해면체의 크기는 타고나는 것이라서 주변 조직에 살이 찌면 음경이 파묻혀버립니다. 살찐 남자아이들의 음경이 살 속에 파묻혀 거의 보이지 않는 것도 이런 이유 때문입니다. 2차 성징을 통해 남성호르몬의 자극을 받아 충분히 자란 성인의 음경도 주변에 지방조직이 많아지면 이런 현상을 피하기 어렵습니다.

멀쩡한 음경을 작다고 착각해 병원에 들러 굵기와 길이를 늘이려는 남성들이 적지 않습니다. 음경 굵기는 음경해면체 주변에 인체에 무해한 물질을 주입하거나 삽입해 쉽게 키울 수 있습

남자는 어떻게 일어서는가

니다. 그런데 길이를 늘리는 것은 생각보다 만만치 않습니다. 음경을 길어 보이게 만들려면 우선 음경을 치골에 고정시키는 현수인대를 끊어주어야 합니다. 치골과 음경해면체 사이를 연결하는 현수인대를 끊어 음경이 아래로 축 처지게 되면 음경이 길어 보이기 때문입니다. 하지만 이런 음경길이연장술은 실질적인 길이 연장이 아닙니다. 음경해면체를 이루는 백막이 손상되면 발기력이 사라지기에 그것을 자르고 봉합해 길게 만들 방법이 없습니다. 결국 음경길이연장술은 길어 보이게 만드는 것이지 실제로 길어지는 것이 아닙니다. 그런데도 사람들은 단지 길어 보이기 위해 수백만 원의 거금을 들여 수술을 받습니다. 그것이 성적인 자신감에 도움이 되기 때문입니다.

젊을 때는 든든한 음경을 가졌었는데 나이 들고 살이 찌니 음경이 쪼그라들었다고 표현하는 환자들을 흔히 봅니다. 그런데 남성호르몬이 바닥에 닿은 노년층이 아니라면 그 말은 틀렸습니다. 그들의 음경은 작아진 게 아니라 묻혀 있는 것입니다. 살 속에 숨겨진 음경은 여전히 예전의 크기를 유지하고 있으며 몸무게를 줄이면 제 모습을 되찾습니다. 어디선가 '숨어 있는 3센티미터를 찾아드립니다'라는 남성의원 광고를 본 적이 있습니다. 그 3센티미터는 과체중인 남자라면 수술이 아니라도 찾을 수 있습니다. 규칙적인 달리기를 통해 출렁이던 지방층이 사라지면 싱싱한 음경이 날렵한 다리 사이에서 저절로 모습을 드러낼 것입니다.

달리기는
합법적 마약성 진통제다

오랜 시간 달리다 보면 엔도르핀이라는 호르몬이 분비되면서 '러너스 하이'라는 쾌감 상태에 빠진다는 이야기를 들어본 적이 있을 것입니다. 그 느낌이 너무도 황홀해서 달리기에 빠져들었다는 고백 또한 익숙합니다. 불행히도 러너스 하이가 모두에게 찾아오는 것은 아닙니다. 저는 10킬로미터에 가까운 거리를 달리면서도 러너스 하이를 경험한 적이 한 번도 없습니다. 어릴 때 다리를 다친 이력이 있어 7킬로미터 이상 달리기가 어려움에도 불구하고 러너스 하이가 궁금해 다리 통증을 무릅쓰고 10킬로미터를 달려봤지만 그것은 저에게 찾아오지 않았습니다. 제 달리기에 러너스 하이라는 보상은 없는 것입니다.

다행인 것은 러너스 하이에 도달하지 못해도 엔도르핀이 분비된다는 것입니다. 30분 이상의 고강도 운동이 아니라 10분 정도의 짧은 운동으로도 엔도르핀은 분비됩니다. 엔도르핀은 인간과 동물의 몸에서 분비되는 신경전달물질입니다. 뇌하수체에서 만들어지고 저장되는데, 혈중으로 분비되면 마약성 진통제가 작용하는 신경수용체에 작용해 효과를 나타냅니다. 같은 신경회로를 사용하는 만큼 효과도 동일합니다. 엔도르핀은 통증 전달을 차단하고 고양감을 느끼게 만듭니다. 규칙적인 달리기로 인한 엔도르핀 분비는 우리 몸 곳곳의 통증을 줄이고 행복감을 주는 것입니다.

자가용으로 1시간 정도 걸리는 직장 덕분에 저는 10년째 하루 2시간의 운전을 하고 있습니다. 근무 강도도 낮지 않아서 촌각을 다투며 꼬박 8시간 동안 진료에 집중해야 합니다. 하루를 마칠 때가 되면 결국 녹초가 될 지경에 이르기도 합니다. 그런 날은 말도 잘 나오지 않고 밥도 먹기 싫어집니다. 다들 말하는 번아웃에 이르는 것입니다. 번아웃증후군을 겪는 사람들은 조그만 걱정이나 위험에도 목숨을 위협받는 느낌을 받는다고 합니다. 그런 지친 몸으로 교통체증을 뚫고 1시간 넘게 운전해 집에 돌아오면 의도치 않게 부부싸움을 하는 경우가 많았습니다. 일하면서 예민해진 마음을 집에서 몰라줄 리 없겠지만, 아내 또한 육아 스트레스로 힘겨운 시기기에 모든 짜증을 너그럽게 받아줄 처지가 아니었습니다. 이러한 근무 스트레스는 제게 피로와 예민함을 안겨주는 것에 그치지 않았습니다.

시골 보건소에서 근무하던 시절, 혼자 사는 외로운 할머니들을 진료하다 보면 온몸이 돌아가면서 아프다는 말을 자주 들었습니다. 검사해보면 특별한 이상이 없는데도 끊임없는 고통이 등과 팔을 돌아다니며 생겨나 할머니들을 지치게 만들었습니다. 개인 의원을 열고 업무에 혹사당한 지 3년이 되자 저의 등에도 할머니들의 그것이 들러붙었습니다. 한 달이 멀다 하고 목과 등에 담이 들었고 번개 치는 듯한 찌릿한 통증이 온몸의 이쪽저쪽을 휘젓고 다녔습니다.

달리기는 그런 저의 삶에 큰 변화를 주었습니다. 일을 마치면 30분 정도 병원 주변을 달리고 가까운 목욕탕에서 샤워를 하고 귀가하기 시작했습니다. 달리기를 하고 나면 일을 마치기 전까지 느껴지던 목과 등의 통증, 고민에 빠지게 만들던 생활 속의 소란들이 사라지고 상쾌한 쾌감 상태에 젖어드는 것을 경험할 수 있었습니다. 통증과 답답함이 사라지자 내 삶을 바라보는 시선이 긍정적으로 변했고 환자를 돌보는 일에서도 더 큰 보람을 느꼈습니다. 때론 저를 알아보는 환자들과 인사를 나누기도 하고, 제가 운동을 권한 환자들이 제 앞에서 달리는 것을 목격하기도 했습니다. 달리기를 마치고 샤워를 할 때면 일부러 향이 좋은 제품으로 꼼꼼하게 씻었습니다. 하루를 무사히 마치고 5킬로미터라는 적지 않은 거리를 달려낸 저에게 상을 주듯 목욕했습니다. 그렇게 일을 끝낸 후에 달리기로 하루를 마무리하자 퇴근길이 힘들지 않게 느껴졌습니다. 심지어 운동과 샤워를 하는 동안 교통체증이 사라져 40분 정도면 집에 도착했습니다. 스트레스는 달리기로 씻어내고, 하루 동안 흘린 땀은 정성스러운 샤워로 씻어낸 상태로 집에 오니 많은 것이 다르게 느껴졌습니다. 예민함이 사라지고 관계에 여유가 생겼습니다. 그리고 제 등판을 돌아다니던 통증은 달린 지 몇 달 만에 흔적도 없이 사라졌습니다.

달리기를 하기 전에 저는 스트레스를 받으면 담배부터 찾던 사람이었습니다. 화가 나면 냉장고를 열고 소주부터 찾던 사람이었습니다. 담배는 한 개비로 끝나지 않았고, 소주도 반병으로 끝나지 않았습니다. 등의 통증과 스트레스도 사라지지 않았습니다. 이제는 그런 일이 생기면 말과 생각을 멈춘 후 옷을 갈아입고 밖으로 나가 천천히 걷다가 기분이 좀 나아지면 달리기 시작합니다. 머릿속에서 나쁜 생각이 사라질 만큼 달리고 나면 조용히 들어와 샤워를 하고 로션을 바르고 늘 읽던 문장이 쉬운 소설을 꺼내 은은한 조명 아래에서 읽습니다. 그리고 잠이 오면 그대로 잡니다. 담배도 술도 필요 없고 통증은 약해지고 마음도 가벼워집니다. 그렇게 아침에 눈을 뜨면 웬만한 일의 반 정도는 별일이 아니었음을 깨닫게 됩니다.

이쯤 되면 달리기가 엔도르핀을 만들고 피로감을 줄여주는 건 알겠는데 그게 성기능과 무슨 상관이냐고 물을 수 있습니다. 엔도르핀은 스트레스를 낮춰 부교감신경의 활성을 돕고 코르티솔의 분비를 막아 남성호르몬을 높여줍니다. 통증을 덜 느끼고 짜증이 덜한 마음은 커플 사이의 관계를 원활하게 하고 다툼이 없게 만듭니다. 달리기를 통해 분비되는 엔도르핀은 성기능 자체에도 도움을 주지만, 성기능을 발휘할 기회를 확보하는 일에도 도움이 된다는 뜻입니다. 상대가 쓸데없이 예민하고 짜증나게 굴면 있던 성욕도 사라지기 때문입니다.

달리기와
수면의 관계

달리기는 수면장애에도 효과를 보입니다. 실제로 정신과 의사들은 불면증으로 고통받는 환자들에게 운동을 권합니다. 낮은 정도의 우울증 또한 규칙적인 유산소 운동으로 극복할 수 있습니다. 운동과 수면의 상호 비례 관계는 수많은 연구를 통해 과학적으로 입증되었습니다. 운동은 잠자리에 누워 잠이 들기까지의 시간, 자다 깨는 빈도, 전체 수면 시간에 좋은 영향을 미칩니다. 깊은 잠을 오래 자면 우리 몸이 충분한 휴식을 취할 수 있어 낮 생활에서 스트레스에 대비할 체력을 만드는 데 도움을 줍니다. 깊은 수면이 낮 활동의 효율을 높여주는 것 또한 연구를 통해 입증되어 있습니다. 효율이 높아지면 일을 순조롭게 진행할 수 있어서 스트레스가 쌓이는 것을 억제할 수 있습니다. 충분한 수면은 스트레스와 코르티솔 감소로 연결되고 남성호르몬을 높입니다. 낮은 스트레스는 부교감신경을 활성화시켜 발기에 직접적인 도움을 줍니다.

달리기는 좋은 잠을 길게 자는 것을 넘어 수면무호흡증의 빈도도 줄여줍니다. 수면무호흡증은 자는 동안 일시적으로 호흡이 멈추는 증상으로, 체중이 과다하거나 코골이가 심한 사람들에게 흔히 나타납니다. 심해지면 잠에서 깨거나 산소 공급을 방해하여 수면 중 충분한 회복이 어려워집니다. 수면무호흡증에 의한 주요 증상은 낮 시간의 졸음이나 무기력증이지만 피해는 이것이 전부가 아닙니다. 수면무호흡증은 심한 경우 남성호르몬을 감소시키는 결과를 만듭니다. 실제로 수면무호흡증으로 병원을 찾는 사람들 중에서 발기부전을 보이는 경우가 상당수에 이른다고 합니다. 거꾸로 발기부전을 보이는 사람들에서 수면무호흡증이 상당수 관찰된다는 보고도 있습니다. 수면무호흡증과 발기부전은 서로 떼어놓을 수 없는 것입니다. 달리기는 체중을 감소시켜 코를 덜 골게 만들고 수면무호흡증을 개선시키는 효과가 있습니다. 달리기로 체중이 줄지 않더라도 운동 자체만으로 수면무호흡증이 감소한다는 보고도 있습니다. 달리기가 이렇게 좋은 운동이지만 수면장애가 있는 사람이 달리기를 할 때는 몇 가지 생각할 점이 있습니다.

수면을 돕는 호르몬인 멜라토닌은 낮에 감소하고 밤에 증가합니다. 멜라토닌 분비에 문제가 생기면 수면장애에 빠지기 쉽고, 이 현상은 먹는 약으로 쉽게 해결할 수 있습니다. 하지만 원인을 개선하지 않고 약에 의존하는 습관은 자칫 수면제 남용으로 이어질 수 있어서 멜라토닌 수치는 가급적 자연적으로 올리는 편이 좋습니다. 멜라토닌은 트립토판이라고 하는 필수아미노산을 재료로 만들어집니다. 이 물질의 대사 과정엔 빛이 필요하기에 야외 활동이 부족하면 잘 만들어지지 않습니다. 트립토

남자는 어떻게 일어서는가

판이 풍부한 음식을 충분히 먹고 하루 30분 이상 햇빛을 쬐어주어야 우리 몸속에서 멜라토닌이 잘 만들어지는 것입니다. (트립토판이 가장 풍부한 음식은 우유이며 캔에 든 연어나 견과류에도 많이 들어 있습니다.)

그렇다면 수면 개선이 필요한 사람이 달리기를 한다면 언제가 좋을까요? 당연히 낮 시간이 좋습니다. 직장생활을 하는 사람이 대낮에 달리는 것은 어려우니 출근 전 동네 주변을 30분 정도 달리는 걸 생각해볼 수 있겠습니다. 하지만 눈코 뜰 새 없이 바쁜 대도시 직장인이 늘 균형 있는 식사를 하면서 30분씩 아침 조깅을 한다는 것은 현실적으로 불가능합니다. 이런 경우 트립토판을 영양제 형태로 먹으면서 점심 식사 후 30분 정도 햇빛 아래에서 산책하는 것이 대안이 될 수 있습니다. 멜라토닌은 낮에 챙기고 달리기는 저녁에 하는 것입니다.

저녁에 달린다면 고려할 점이 하나 더 있습니다. 운동은 잠들기 2시간 전에 끝내야 한다는 것입니다. 40분에 가까운 운동을 하게 되면 우리 몸은 긴 시간 동안 교감신경을 높은 강도로 활성화시키게 됩니다. 머리로는 새롭게 바뀌는 주변 환경을 끊임없이 감지해야 하고 근육은 쉬지 않고 수축과 이완을 반복하느라 혈액을 뇌와 근육으로 몰아줘야 하기 때문입니다. 긴 시간 동안 교감신경이 활성화될 경우 단번에 부교감신경으로 넘어가지 않습니다. 잠을 잘 수 있는 정도의 고요한 심박과 안정은 적어도 운동 후 2시간은 지나야 찾아옵니다. 만약 12시에 잠들기로 했다면 9시에는 운동을 시작해야 합니다. 8시쯤 식사를 해야 해서 9시에 달리는 것이 부담스럽다면 저처럼 퇴근 후에 바로 달리는 것도 방법입니다. 어디서든 머리만 대면 잠들 수 있는 능력이 있다면 전혀 신경 쓸 필요가 없지만, 고민에 가까운 불면증이 있는 사람이라면 달리는 시간을 계산하는 것 또한 중요합니다.

움직이며 하는
명상

'마음의 고통에서 벗어나 아무런 왜곡 없는 순수한 마음 상태로 돌아가기 위한 행위.'

어느 심리학 사전에선 '명상'의 의미를 이렇게 설명합니다. 명상이란 결국 마음의 고통에서 벗어나려는 구체적인 노력이라 생각해도 큰 문제가 없을 것입니다. 여기서 말하는 고통에는 실로 여러 가지가 있겠지만 우리가 신경 써야 할 부분은 '불안'입니다. 불안은 교감신경을 자극하고 그것이 늘 지속되는 삶은 남성의 성기능을 엉망으로 만들기 때문입니다. 우리는 불안을 다스리기 위해 다양한 노력을 합니다. 우선 친구들과 만나 이야기를 나눕니다. 불안의 크기가 크거나 기간이 길어지면 종교를 가지기도 합니다. 신을 통해 사사로운 마음의 번잡함을 잊으려는 의도일 것입니다. 여러 방법이 잘 통하지 않으면 상담사를 찾아 마음 상태를 전문적으로 점검 받기도 하고 심한 경우 병원에서 처방을 받기도 합니다.

불안을 다스리기 위한 여러 노력 중에서 오랜 시간 주목 받아온 방법이 바로 명상입니다. 명상은 마음속에 존재하는 다양한 고민과 불안을 잠재우는 힘이 있습니다. 하루 종일 이런저런 일로 엉킨 마음의 실타래를 풀어주고 두근거리는 심박을 제자리로 돌려놓아 줍니다. 전자기기와 사회적 연결에 둘러싸여 잠시도 쉴 수 없었던 환경에서 벗어나 독립적인 개체로서 자신을 돌아볼 시간을 제공합니다. 이런 명상에는 훈련이 필요합니다. 아무것도 하지 않고, 아무것도 듣지 않고, 가만히 앉아 자신을 돌아보는 일은 생각보다 어렵기 때문입니다. 잠시 휴대폰을 끄고 조명을 낮춘 다음 자리에 앉아 눈을 감아보세요. 조금만 지나도 잡생각이 스멀스멀 떠오르고 그 가운데 가장 신경 쓰이는 녀석이 등장합니다. 그 생각은 꼬리에 꼬리를 물고 다음 고민을 불러옵니다. 명상을 위해 조용하게 만들어둔 주변 환경은 오히려 고민하던 일에 더욱 깊게 빠져드는 결과를 만들어냅니다.

이런 명상을 쉽게 하는 방법이 바로 달리기입니다. 달리기를 하는 동안은 숨이 차서 아무 생각도 할 수 없습니다. 저와 함께 강변공원을 달린 친구는 기관지와 성대가 입 밖으로 다 튀어나오는 줄 알았다는 격렬한 표현을 하기도 했습니다. 중고강도의 운동이란 옆에 있는 사람과 간단한 의사소통은 가능하지만 긴 대화는 불가능한 운동입니다. 중고강도의 운동은 타인이 아닌 자신과의 의사소통마저 만만치 않게 만듭니다. 자기 자신과 대화를 할 수 없다는 것은 잡생각과의 단절을 의미합니다. 열심히 달리기를 하는 중에는 불안감과 고민들이 우리의 머릿속을 파고들기 어려워지는 것입니다.

그렇다면 달린 후에는 어떻게 되는 걸까요? 운동이 끝나고 불안들이 바로 마음속으로 다시 들이닥치면 힘들여 달린 노력이 모두 헛수고가 되는 것은 아닐까요? 다행히 그렇지 않습니다. 달리기를 하면서 건강한 방식으로 한껏 항진된 교감신경은 운동 후 부교감신경의 원활한 활성으로 이어집니다. 몸 구석구석을 강하게 사용했으니 천천히 휴식 상태로 되돌리려는 것이 몸의 본성이기 때문에 운동 후에 활성화된 부교감신경은 심박수를 안정시키고 마음을 차분하게 해줍니다. 이렇게 부교감신경을 활성화시켜 심박을 안정적으로 만들고 다양한 고통에서 벗어나게 해주는 등 숙달된 명상의 장점을 달리기를 통해서도 얻을 수 있습니다.

달리기는 목표를 이루었다는 성취감을 더해줍니다. 집을 산다거나, 대출을 갚는다거나, 부자가 되겠다는 길고 먼 목표가 아닌 딱 5킬로미터만 달려보자는 목표를 설정하고 그것을 이루어내면 성취감과 자신감을 얻을 수 있습니다. 규칙적인 달리기는 과하게 섭취한 칼로리를 소모해 체중을 조절해주고, 이를 통해 심리적인 자신감을 더해주기도 합니다. 달리기와 규칙적인 운동을 반년 정도 한 제 친구가 한 말로 이번 장을 마무리하려 합니다. 운동의 여러 묘미 중 자신감이란 부분에서 큰 매력을 느낀 제 친구의 이야기가 여러분께도 도움이 되길 바랍니다.

"달리기를 하고 가장 좋은 점은 내가 나를 볼 때 밉지 않다는 거야. 백화점에서 옷을 살 때마다 밝은 불 아래 거울에 비춰진 내 벗은 몸이 그렇게나 보기 싫었어. 그런데 이제 그런 마음 없이 내 몸을 편안하게 바라볼 수 있어. 젊을 때만큼의 매끈함은 없더라도 좋아지고 있다는 데 자신감이 생겨. 누가 꾸준히 달려서 뭘 얻었냐고 물으면, 나는 건강도 체력도 아닌 나 자신을 사랑하게 된 점이라 말하고 싶어."

달리기와
남성호르몬

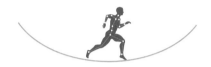

남자를
남자이게 하는 것

정자를 만들고 남성호르몬은 만드는 일. 이것이 고환의 기능입니다. 정자를 만드는 기능은 이 세상에 우리의 다음 세대를 남기기 위해 필수적입니다. 남성호르몬 분비는 남성이 남성으로 작용하게 하는 가장 근본적인 기능입니다. 이렇게 필수적이면서 근본적인 임무를 맡고 있는 고환은 혹시 하나를 다쳐도 기능에 문제가 없도록 두 개가 준비되어 있습니다. 무언가에 부딪혀도 충격 받지 않도록 미끌거리는 액체의 보호도 받습니다. 위험이 감지되면 음낭벽을 자동으로 수축시켜 몸에 바짝 달라붙게 숨겨주는 자율신경의 작용도 있습니다. 심지어 음낭 근처에 남의 손만 얼씬거려도 움찔움찔 엉덩이를 뒤로 빼도록 회피본능까지 갖춰져 있습니다. 고환을 위한 이런 몇 겹의 안전장치는 자손을 남길 수 있는 정자를 만들거나 남자가 남자로서 살아가게 하는 일이 무척 중요하기 때문일 것입니다.

남성호르몬은 실로 많은 일을 합니다. 남자가 남자이게 하는 수많은 작용에 관여합니다. 그 작용에는 좋은 영향이 대부분이지만 탈모나 전립선비대증 같은 나쁜 영향 또한 없지 않습니다. 이러한 남성호르몬의 작용 중에서 우리가 꼭 알아둬야 할 장점들을 정리하면 다음과 같습니다.

1. 성욕을 느끼게 만든다.
2. 발기와 관련된 기관들과 구조물의 건강을 유지한다.
3. 사정과 관련된 정낭과 주변 기관을 발달시킨다.
4. 근육을 발달시킨다.
5. 체력을 유지시킨다.
6. 뼈의 단단함을 유지한다.

남자는 어떻게 일어서는가

7. 자신감과 도전 정신을 유지한다.

코르티솔과
남성호르몬

스트레스는 그 자체만으로는 사람에게 해가 되지 않습니다. 스트레스는 위급한 상황에서 우리를 지키기 위한 보호본능이며 교감신경을 활성화시켜 위기에서 벗어나게 합니다. 그런데 현대사회의 삶은 우리의 몸을 디자인한 원시적인 삶과 너무도 달라서 스트레스 작용 시간이 너무 깁니다. 스트레스를 만들어내는 불안의 종류가 다르고 그것이 영향을 미치는 시간에 큰 차이가 있습니다. 그래서 위기를 벗어나 생존을 돕는 기능을 넘어 신체 곳곳에 나쁜 영향을 미칩니다. 그중 대표적인 것이 과도한 코르티솔 분비입니다. 스트레스가 긴 시간 동안 몸을 지배하면 교감신경이 길게 활성화되고 코르티솔이라는 호르몬이 오랜 시간 몸속에 영향을 미치게 됩니다. 코르티솔의 원래 기능은 우리 몸을 염증 반응으로부터 유연하게 만들고 몸에서 일어나는 여러 통증으로부터 벗어나게 하는 것입니다. 그런데 이 호르몬이 오랜 시간 증가해 있으면 남성호르몬을 억제하는 부작용을 만들어냅니다.

호르몬들 사이의 인과관계를 정확하게 설명할 수 있는 사람은 드물겠지만 코르티솔이 남성호르몬을 억제하는 이유를 추측하는 일은 생각보다 간단합니다. 코르티솔이 분비되었다는 것은 위험 상황에 놓였다는 뜻입니다. 공격을 받았거나 받을 위험을 느꼈거나 생존에 위기를 느낄 만큼 배가 고프다는 뜻입니다. 이런 순간에 성욕을 느껴 성관계에 돌입하거나 자손을 만들면 그 커플은 생존 위협을 받게 됩니다. 그렇지 않아도 충분히 위험한데 더 위험한 곳으로 달려드는 셈입니다. 아마도 그런 이유로 인간은 코르티솔이 증가하면 남성호르몬이 감소하는 방향의 진화를 선택한 것으로 보입니다. 생존에 신경 써야 할 때는 번식에서 관심을 떼도록 진화한 것입니다.

코르티솔에 의한 남성호르몬 억제 작용은 현대사회에선 큰 문제가 됩니다. 지금의 세상은 밀림에서 단체 생활을 하던 과거와 달리, 거의 모든 구성원이 불안과 긴장에 늘 젖어 있는 불안감의 초연결사회이기 때문입니다. 이런 긴장감이 팽팽히 유지되는 세상에서는 당연히 남성적인 부분에도 큰 지장을 받습니다. 정자 수는 줄어들고 남성호르몬 수치도 감소합니다. 정자 수 감소는 난임으로 이어지고, 남성호르몬 감소는 성기능 저하로 연결됩니다. 앞에서 짚은 남성호르몬의 순기능들을 다시 생각해봅시다. 그리고 그 기능들이 모두 약해진다고 생각해보는 겁니다. 남자가 남자이게 하는 중요한 작용들이 하나씩 무너지는 것. 긴장과 불안이 넘치는 세상이 남자들의 고환에 안겨주는 게 바로 이런 것들입니다.

남성호르몬을
다시 끌어올리려면

성욕이 떨어집니다. 음경혈관이 퇴화됩니다. 음경해면체의 백막이 탄력을 잃습니다. 이어서 발기력이 감소합니다. 발기가 풀릴까 봐 긴장감이 심해지면 관계 중에 사정하게 됩니다. 정낭은 정액을 많이 만들어내지 못합니다. 정자 수가 줄고 활동성이 감소합니다. 임신을 이루어낼 능력이 줄어듭니다. 근육이 부피를 잃고 키도 조금씩 작아집니다. 평소에 문제없이 하던 운동을 숨이 턱에 차게 겨우 해냅니다. 남자임에도 뜬금없이 골다공증을 진단 받습니다. 드라마를 보면 울음이 터져나옵니다. 매사에 자신감이 떨어지고 우울감에 쉽게 휩싸입니다.

이 모든 변화는 남성호르몬이 감소하면 일어나는 변화입니다. 읽기만 해도 마음이 답답하지 않습니까? 사실 남성호르몬 감소는 시기가 문제일 뿐 누구에게나 일어날 수 있는 일입니다. 언젠가 그런 시기가 다가와 이 많은 증상을 지고 살아간다면 앞이 캄캄하지 않을까요? 그런데 이런 상황이 와도 사람들은 생각보다 꾸역꾸역 잘 살아갑니다. 변화 속도가 워낙 느린 영향도 있지만 남들도 나처럼 그런 증상들을 겪는다는 게 가장 큰 위로가 될 것입니다. '그저 시간이 흐르면 이런 일이 일어나는구나' 하는 마음으로 그대로 뚜벅뚜벅 늙어갑니다. 남자의 길에서 벗어나 걷기 시작하는 겁니다. 하지만 남자의 삶이 아닌 길은 건강에서 벗어나는 길과 같은 방향으로 놓여 있기에 막연히 따라 걸으면 안 됩니다. 본래의 길로 다시 돌아가야 합니다. 이렇게 궤도에서 벗어난 남자를 원래의 자리로 돌려놓는 방법이 바로 달리기입니다.

근육과 함께 증가하는
남성호르몬

달리기는 대표적인 유산소 운동입니다. 유산소 운동의 목적은 과잉 칼로리를 태우고 심폐기능을 향상시키는 것으로 알려져 있습니다. 그래서 달리기가 근육을 발달시킨다고 말하면 사람들은 의아해합니다. 그런데 달리기 또한, 아니 유산소 운동 또한 근육을 발달시킵니다. 유산소 운동을 위한 동작도 결국은 근육의 움직임으로 만들어내기 때문입니다. 달리기는 허벅다리를 들어올렸다가 쭉 펼 때 일어나는 골반관절 운동, 앉았다 일어서는 무릎관절 운동, 뒤꿈치를 들어올리는 발목관절 운동의 복합으로 이루어집니다. 이 동작을 양쪽 다리 동일하게 수직으로 펼쳐내면 제자리뛰기가 되고, 양쪽 다리를 번갈아 움직이면서 몸을 앞으로 기울이면 달리기가 됩니다. 그래서 규칙적인 달리기는 골반, 무릎과 발목관절을 움직이는 다양한 근육을 자극하는 효과가 있습니다. 달리기로 인한 다리 근육의 자극은 평소보다 멀리 달린 이틀 뒤에 확실히 느낄 수 있습니다. 기존의 기록을 넘기는 거리를 달리거나 평소보다 빨리 달려 근육에 강한 부하가 가해지면 며칠 동안 허벅지에 뻐근한 근육통이 느껴집니다.

이런 자극의 반복은 근육의 성장으로 이어집니다.

근육이 성장하면 남성호르몬이 증가합니다. 근육을 제2의 고환이라 부르는 것도 이런 이유 때문입니다. 그런데 근육은 남성호르몬을 만드는 능력이 없는 신체 기관입니다. 남성호르몬을 직접 만들 수 있는 기관은 오직 고환과 부신입니다. 그렇다면 근육량이 늘면 왜 남성호르몬 수치가 높아질까요?

답은 효소에 있습니다. 근육 속에는 DHEA라고 부르는 대사물질을 남성호르몬으로 바꾸는 효소가 있습니다. 우리 몸은 콜레스테롤에 여러 화학 작용을 더해 다양한 종류의 스테로이드 호르몬을 만듭니다. DHEA는 남성호르몬으로 바뀌어가는 중간물질로 아직은 남성호르몬이 아닌 상태이며 다른 호르몬이 될 가능성도 가지고 있습니다. 이런 미완성 상태인 DHEA는 부신에서 만들어져 혈액을 타고 온몸을 순환하고 근육 속에서 여러 효소를 만나 남성호르몬으로 변화될 수 있습니다. 근육은 처음부터 남성호르몬을 만들어낼 수는 없지만 중간대사물질인 DHEA를 남성호르몬으로 바꿀 수 있습니다. 부신에서 만들어진 DHEA는 원래부터 혈액을 통해 온몸을 순환하고 있으니 근육량이 많아지면 자연스럽게 남성호르몬 수치가 높아지는 것입니다. 근육량이 적으면 남성호르몬 생성보단 해당 근육의 근 성장에 도움을 주는 정도겠지만 근육량이 많아지면 당연히 혈중 남성호르몬 수치 상승으로 이어지고, 결국은 성기능 향상으로 이어집니다.

고환의 생활환경을 바꾸는 달리기의 마법

고환의 생활환경이라 적고 보니 웃음이 나옵니다. 메추리알만 한 두 녀석에게 생활환경이라 말할 게 있을까 싶습니다. 하지만 우리 몸에서 뚝 떨어져 나와 음낭이라는 주머니에 보관된 고환은 그 기능을 발휘함에 있어 주변 환경의 영향을 많이 받습니다. 그리고 그에 따라 정자의 기능과 남성호르몬 수치가 크게 오르내립니다.

고환의 기능에 가장 큰 영향을 주는 요소는 온도입니다. 고환이 가장 일을 잘할 수 있는 온도는 대략 34도 정도입니다. 우리 몸은 36.5도이기에 고환이 몸속에 있으면 올바른 기능을 할 수 없게 됩니다. 고환에 있어서 온도가 얼마나 중요한지를 알려면 잠복고환이라는 질병을 알아둘 필요가 있습니다. 엄마의 몸 속에서 남자아이가 생겨날 때, 고환은 먼저 콩팥 옆에서 만들어집니다. 우리가 아는 음낭이라는 작은 주머니가 아니라 배 속 한가운데 덩그러니 생겨나는 것입니다. 그런 고환은 성장함에 따라 점차 아래로 내려와 태어날 때가 가까워지면 몸 밖으로, 즉 음낭 속으로 완전히 이동하게 됩니다. 그런데 고환이 이동하는 데 문제가 생기면 정해진 경로를 따라 모두 내려오지 못하고 몸속에 위치한 채로 태어나게 됩니다. 우리는 이를 하강해야 할 길 중간에 멈추어 숨어버렸다는 의미를 담아 '잠복고환'이라 부릅니다.

잠복고환인 상태에선 고환이 몸속에 있게 되고, 사람의 몸은 36.5도로 유지되니 고환은 제 기능을 하지 못하게 됩니다. 두 개의 고환 중 한쪽만 숨어 있는 경우는 손해가 덜하겠지만, 고환 두 개 모두가 몸속에 숨은 양측성잠복고환의 경우에는 눈에 띄는 정자 기능 감소와 남성호르몬 부족을 겪게 됩니다. 청년기가 되도록 잠복고환을 방치하면 제 기능을 못한 고환세포가 악성 종양으로 변질되면서 생명을 위협하는 고환암으로 진행되기도 합니다. 고환의 기능과 생존에는 온도가 그만큼이나 중요한 것입니다.

그렇다면 온도에 민감한 고환의 특징과 달리기는 무슨 관계가 있을까요? 나이가 들면서 운동량이 줄면 살이 찌고 허벅지가 굵어집니다. 살은 다리에만 찌는 게 아니기에 음모 아래, 즉 치골 앞에도 살이 찝니다. 음경과 고환에는 좀처럼 지방이 쌓이지 않지만 과체중을 넘어서면 여러 신체 부위에 살이 찌면서 지방이 고환을 둘러싸게 됩니다. 그렇게 되면 온도를 떨어뜨리기 위해 애써 고환을 음낭으로 꺼내놓은 이유가 사라집니다. 열을 발산하려면 바람도 통하고 주변 공간에 여유가 필요한데 살이 찌면 그런 여유가 사라지기 때문입니다.

규칙적인 달리기는 체중 감소를 통해 이런 상황을 해결합니다. 앞서 말한 것처럼 성기능에 좋은 영향을 줄 만큼 달리려면 일주일에 4회, 한 번에 40분을 달려야 합니다. 보편적인 속도로 달린다면 일주일에 대략 20킬로미터, 한 달에 약 100킬로미터를 달리게 됩니다. 이 정도의 운동을 6개월 동안 하면 살이 빠집니다. 달리기가 과잉한 칼로리를 소모시키고 저장된 지방을 꺼내 쓰기 시작하면 음낭 주위의 살이 빠져 바람이 술술 통할 여유가 생기면서 고환의 온도가 떨어집니다. 불쾌한 온기에 허덕이던 고환이 34도의 쾌적한 환경에 다시 놓이게 되면 성실하게 일을 하기 시작합니다. 남성호르몬과 정자 기능이 회복의 길로 들어서는 것입니다.

체중 감소로 인한 고환의 환경 개선은 온도만이 아닙니다. 고환 주변에 살이 빠지면 고환에 주어지는 압력이 줄어듭니다. 고환은 혈액을 통해 재료를 공급 받아 남성호르몬과 정자를 만듭니다. 온도가 적절하고 혈액도 잘 돌아야 물건이 팡팡 만들어지는 것입니다. 지금 당장 오른손 검지와 중지를 펼쳐서 왼팔 팔뚝을 눌러보세요. 한 5초 정도를 꾹 눌렀다 갑자기 떼보면 눌렀던 자리가 주변에 비해 창백한 색을 띠고 있음을 볼 수 있습니다. 이처럼 조직에 압력이 가해지면 모세혈관으로 피가 흐르기 힘들어집니다. 모세혈관으로 혈액이 흐르는 압력보다 조직에 가해지는 압력이 더 강하면 흐름이 형성되지 않기 때문입니다. 과체중인 상태에서 의자에 앉게 되면 살찐 주변 조직에 꽉 낀 고환은 당연히 압력을 받게 됩니다. 압력은 혈액순환을 방해하고, 산소와 영양분이 모자란 고환조직은 남성호르몬과 정자를 원활히 만들지 못합니다. 달리기를 통해 체중이 줄면 고환이 받는 압력이 줄어듭니다. 고환으로 가는 혈액의 흐름이 원활해져 고환에 영양분과 산소를 공급해주고 노폐물은 가져가버립니다. 거기에 더해 달리기를 하면서 발생하는 음낭의 물리적인 자극과 심폐기능 발달을 통한 혈액순환 촉진, 발달된 근육과 건강해진 혈관에서 만들어지는 산화질소 같은 혈관확장물질들은 혈관을 더욱 생기 있게 만들어주기에, 달리기는 고환의 혈액순환 측면에서도 강력한 장점을 가지고 있습니다.

남자의 몸에서
만들어지는 여성호르몬

체중이 불어났을 때 남성호르몬의 작용을 방해하는 것이 하나 더 있습니다. 우리 몸의 지방세포엔 남성호르몬을 여성호르몬으로 바꾸는 아로마타제라는 효소가 있습니다. 이 효소는 지방세포가 많아질수록 그 작용이 강해집니다. 그래서 살이 찔수록 남성호르몬이 똑바로 작용하지 못하고 남성의 몸에 여성화의 징후가 나타나게 되는 것입니다. 과체중인 어린 남자아이들 중에서 가슴이 여자아이처럼 발달하고 목소리가 가는 경우를 종종 볼 수 있는 것은 바로 이런 이유 때문입니다. 불어난 체중으로 온도와 압력이라는 방해 작용을 받은 고환이 거우 약간의 남성호르몬을 만들었는데 그걸 아로마타제가 여성호르몬으로 바꿔버리는 것은 정말 속상한 일입니다.

이런 지방세포의 나쁜 작용은 달리기를 통한 체중 감량으로 극복할 수 있습니다. 체중 감량은 지방세포의 양을 줄이고 아로

마타제의 활성을 감소시킵니다. 아로마타제의 활동을 저지하면 남성호르몬을 지키고 여성호르몬의 발생을 막을 수 있습니다.

달리기는 남성호르몬의 생성을 돕고 근육에서도 DHEA를 이용해 남성호르몬을 만드는 작용을 촉진하며 만들어진 남성호르몬이 여성호르몬으로 소실되는 것을 막습니다. 그렇다면 남성호르몬이나 그것의 전구체인 DHEA를 약으로 바로 올려버리는 것은 어떨까요?

너무 빠른 길로 가서는 안 되는 이유

'DHEA를 먹으면서 운동하면 남성호르몬이 더 높아질 수 있겠구나!' 근육이 DHEA를 남성호르몬으로 바꿔주는 효과를 알고 나면 이런 생각이 들 수 있습니다. 실제로 해외에선 남성호르몬 감소로 발생하는 다양한 증상을 조절하기 위해 DHEA를 영양제의 형태로 판매하기도 합니다. 운동을 통해 자연적으로 남성호르몬을 높이거나 전문의의 적절한 감시하에 남성호르몬 치료를 받는 대신 DHEA 보충제를 선택할 수도 있는 것입니다. 하

남자는 어떻게 일어서는가

지만 이런 약물 복용은 피해야 합니다. 해외의 대형 병원들의 건강 정보 사이트를 보면 DHEA의 사용을 자제하라는 글이 실려 있습니다. (심지어 한국에서는 이 물질의 사용이 금지되어 있습니다.) DHEA를 이용해 남성호르몬을 높이려다가 오히려 여러 심각한 부작용을 만들 수 있기 때문입니다. 남성호르몬은 결국 운동과 같은 생활 개선 노력을 통해 자연적으로 높이거나 전문의의 진단 하에 안전하게 사용해야 한다는 것이 학계의 판단입니다.

그렇다면 해외에서는 어떻게 이런 약물이 유통되는 걸까요? 해외의 영양제 판매시장은 우리와 상당히 차이가 있습니다. 위험한 물질은 애초에 유통을 금지하는 한국과 달리 다른 많은 나라는 적절한 설명만 있다면 그 물질의 사용을 소비자의 판단에 맡기고 있습니다. (사실 맡긴다기보단 관리가 안 된다는 표현이 더 정확해 보입니다.) 그래서 일부 선진국에선 유통을 통제하기보다는 전문 지식인들이 그런 물질들의 부작용을 적극적으로 알리는 것으로 해악을 통제하고 있습니다. 판단은 개인이 하지만 여기에 대한 의견은 전문가에게 구해야 하는 방식인 겁니다.

이런 위험한 물질을 친구가 권한다는 이유로, 외국에 사는 사촌이 보내왔다는 이유로, 비전문가가 올린 블로그 글을 읽었다는 이유로 무분별하게 사용하는 경우가 생각보다 많습니다. 전구물질이란 말 그대로 아직 그 물질이 되기 전이란 뜻입니다. DHEA는 남성호르몬이 되기 전의 물질이며 나중에 어떤 물질로 바뀌어 몸에 영향을 줄지 아직 정해지지 않았습니다. DHEA는 경우에 따라 예측하기 어려운 부작용을 만들 수 있습니다. 그러니 DHEA를 해외에서 직접 들여와 영양제의 형태로 복용하는 일은 피해야 합니다.

평소 제가 즐겨 찾는 목욕탕 건물에 유명한 피트니스 센터가 있습니다. 뜨끈한 탕에 앉아 있으면 누가 봐도 멋진 몸을 한 남자들이 심심치 않게 나타납니다. 그런데 최근 목욕탕 사우나실 바닥에 동그란 반창고가 붙어 있는 것을 보았습니다. 한두 번이면 모르겠는데 반창고는 꾸준하게 자리를 바꿔가며 나타났습니다. 의사인 저는 이게 도대체 어디서 온 걸까 궁금해 주변에 이야기해보니 아마도 근육을 키우려 남성호르몬 주사를 맞고 붙여둔 반창고가 사우나에서 흐른 땀 때문에 떨어진 게 아닐까 하는 말을 듣게 되었습니다.

DHEA가 어디로 튈지 몰라 사용하면 안 되는 물질이라면, 역할이 정해진 남성호르몬은 어떨까 하는 궁금증이 생기기 마련입니다. 이미 알고 계시겠지만, 답은 '의사의 처방이 없으면 사용하면 안 된다'입니다. 남성호르몬을 검사 없이 남용하면 안 되는 이유는 크게 세 가지입니다.

첫째로 남성호르몬을 외부에서 주입하면 몸속에 충분한 양의 남성호르몬이 있다고 감지한 우리의 뇌가 고환의 기능을 정지시킵니다. 이 기간이 길어지면 정지된 고환의 크기가 작아지고 대략 10퍼센트 정도에선 영구적인 기능 손상이 발생합니다. (10퍼센트는 상당히 높은 확률입니다.) 남성호르몬을 사용하는 동안과 이후 약 1년 정도는 임신 능력이 사라지고 더 운이 없으면 무정자증은 물론 평생 남성호르몬을 투여하면서 살아야 하는 신세가 됩니다.

둘째로 전립선암이 있을 경우 남성호르몬이 이를 더 빨리 자라게 만듭니다. 병원에서 남성호르몬을 처방할 때 PSA라는 피검사를 통해 전립선암의 유무를 반드시 확인하는 것은 바로 이런 이유 때문입니다. 근육 운동의 효과를 극대화하려고 병원 검사 없이 남성호르몬을 사용하는 분들이 생명을 위협하는 위험에 빠지는 것도 바로 이 부분입니다. 이제 전립선암은 남성에게 발병하는 국내 암 4위에서 1위로 도약할 정도로 흔한 암이 되었습니다. (미국에선 원래부터 1위였습니다.) 전립선암을 절대 우습게 보면 안 됩니다. 마흔 넘어 시작한 운동의 효과를 조금 빨리 느껴보려다 뼈와 뇌까지 전이된 심각한 전립선암을 진단 받는 경우가 없지 않기 때문입니다.

　마지막으로 남성호르몬은 적혈구 수를 증가시킵니다. 빈혈
이 있는 사람이 남성호르몬을 쓰면 혈액 수치가 회복되는 경우
도 많습니다. 이는 남성호르몬이 피를 만드는 기능을 자극하기
때문입니다. 빈혈이 사라지고 적혈구 수가 많아지면 좋은 것이
아니냐고 물을 수 있습니다. 하지만 이것도 정도의 문제입니다.
적혈구 수가 필요 이상으로 늘어나면 피가 진해지면서 점도, 즉
끈적함이 늘어납니다. 그렇게 되면 피를 전신으로 순환시키는
심장에 부담이 생깁니다. 남성호르몬이 과하면 심장질환이 생
길 수 있는 것입니다. 고환 기능의 영구 소실, 숨겨진 전립선암
의 성장, 심부담 증가로 인한 심장병 발생, 이 세 가지가 바로 대
표적인 남성호르몬 남용의 부작용입니다. 이것 말고도 수면무
호흡증과 탈모 등 신경 써야 할 다양한 부작용이 더 있습니다.
그러니 남성호르몬 투여는 반드시 꼭 필요한 경우에만 의사의
처방을 통해 이루어져야 합니다.

　남성호르몬의 중요성을 알게 될수록 이를 손쉽게 높이고 싶
은 마음은 잘 알고 있습니다. 하지만 더 이상 아이를 낳을 계획
이 없는, 달리기에서 복싱까지 다양한 운동에 빠져 사는 제가 병
원 약품창고에 쌓여 있는 남성호르몬 주사에 손도 대지 않는 데

에는 다 이유가 있습니다. 아무리 쉽게 근육을 얻고 운동 능력이 좋아져도 그것이 일시적인 것임을, 얻는 것보다 잠재적인 위험이 더 높음을 누구보다 잘 알기에 남용의 유혹에 빠지지 않고 꼭 필요한 환자들에게만 검사를 통한 판단 아래 조심스럽게 처방하고 있는 것입니다.

남성호르몬의 작용을 깨닫고 그것을 높이고 싶다면 우선 달리기에 흠뻑 빠져보세요. 스쾃이나 다른 근육 운동을 병행하면 남성호르몬이 더 잘 올라갑니다. 그래도 원하는 만큼 성기능과 호르몬이 개선되지 않는다면 그때 비뇨의학과 전문의와 상의하시기 바랍니다. 적어도 6개월, 딱 반년만 생활과 식단을 정돈하면서 달리기에 매진해보세요. 그리고 앞으로의 방향을 결정하는 겁니다.

5

제대로 달리는 방법

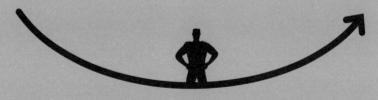

얼마나, 어떻게
달릴까?

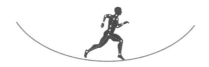

아침 발기라는 예비군 훈련이 사라진 어느 연병장을 떠올려 봅시다. 탄력을 잃은 음경해면체와 뻣뻣하게 굳은 음경동맥을 떠올리며 공포가 느껴진다면 지금 당장 달리고 싶은 충동이 들 것입니다. 아침 발기를 되찾기 위해 허둥지둥 운동화를 신고 있을지도 모릅니다. 하지만 진정해야 합니다. 달리기를 꾸준히 지속해오던 사람이면 몰라도 운동을 거의 하지 않던 사람이 갑자기 달리러 나가는 것은 위험할 수 있습니다. 어떤 분들은 달리기가 뭐가 위험하냐고 말합니다. 그저 달리기인데 무슨 준비가 필요하냐고 합니다. 그렇지 않습니다. 달리기는 다치기 쉬운 스포

츠입니다. 크게 다치면 걷기가 힘들어져 일상생활에도 지장을 줍니다.

　다치지 않고 효율적으로 달리려면 몇 가지 원칙을 알아야 합니다. 이번 장에서 알려드리는 달리기의 기본 원칙들은 오랜 시간 달리기와 관련된 부상을 직접 경험하며 얻은 지식들이기에 처음 달리기를 시작하는 분들에게 소중한 정보가 되리라 자신합니다. (이미 4~5킬로미터가 넘는 거리를 쉽게 달리는 분이라면 이 장은 건너뛰어도 좋습니다.)

공복으로 달려야
하는 이유

　가득 찬 위장은 대부분의 운동을 방해합니다만, 달리기는 그 영향을 더욱 크게 받습니다. 운동을 하려면 교감신경의 자극에 의한 심장과 혈관에 충분한 준비가 필요합니다. 하지만 식사 후는 부교감신경이 작용하는 상황이라서 심장이 운동 준비를 제대로 할 수가 없습니다. 마치 막 잠에서 깼을 때의 상태와 비슷합니다. 식사 후 운동할 경우 심장은 충분한 혈액을 뿜기 위해 부담을 느끼게 되고 운동 능력은 감소하게 됩니다.

이런 상황에서 달리기를 하면 강한 움직임을 만들어내기 위해 자율신경은 점차 교감신경으로 전환되고 혈액이 근육으로 몰려가면서 부교감신경이 지배하는 (운동과 무관한) 기관들의 작용이 감소합니다. 신경 조절 또한 운동에 집중되기에 내장의 운동 조절도 평소보다 낮게 유지되어 소화액이 충분히 분비되지 않습니다. 줄어든 혈액 공급, 낮은 신경 조절, 소화액 분비 감소의 결과는 당연히 소화불량입니다. 음식을 먹은 후 바로 달리게 되면 초기에는 운동 능력을 발휘하기가 어렵고 그다음에는 소화력에 문제가 생기는 것입니다.

위장에 음식이 가득 찬 상태에서 운동을 하면 위장에 압력이 가해지면서 위산을 머금은 음식이 식도 쪽으로 역류할 수도 있습니다. 이런 상황은 달리기에도 거북할뿐더러 식도 건강에 악영향을 줍니다. 평소에도 속이 자주 쓰리거나 가슴 쓰림 같은 위식도역류를 겪고 있는 사람이라면 음식을 먹고 바로 달리는 일은 피해야 합니다. 위장의 움직임이 떨어진 상태에서 음식으로 가득 찬 내장이 운동으로 자극을 받으면 복통마저 발생합니다. 학생 시절 점심시간에 도시락을 먹고 운동장에서 뛰어놀다 배가 아파 달리기를 멈춘 적이 분명 있을 겁니다. 그런 통증이 달리는 40분 내내 지속된다면 그날의 운동은 결코 상쾌할 수 없습니다. 그러니 달리기 바로 전에는 가급적 음식을 먹지 않는 것이 좋습니다.

달리기 가장 편안한 상태는 위장이 비었을 때 만들어집니다. 일반적으로 우리의 위장은 고기를 포함한 기름진 식사는 3시간 뒤, 일반적인 한국식 식사는 2시간 뒤, 죽이나 액상 형태의 식사 대용품을 먹었을 때는 1시간 뒤에 텅 빈 상태가 됩니다. 이렇게 위장이 비었을 때가 달리기 적당한 시간입니다. 만약 공복 운동이 익숙하지 않고 식사를 한 지 6시간이 넘게 지나 달릴 기운이 없어 걱정이라면 운동 30분 전에 연한 꿀물을(밥숟가락으로 한 스푼) 한 잔 마시면 좋습니다. 당분으로 허기도 면하고, 운동할 에너지도 얻고, 수분도 보충할 수 있기 때문입니다.

달리기 전후
충분히 스트레칭을 한다

매주 4회, 한 번에 40분간의 달리기는 생각보다 많은 운동을 요구합니다. 그리고 그 운동을 지속하는 근육과 인대에 반복적

남자는 어떻게 일어서는가

인 부담을 가하게 됩니다. 이런 부담이 선을 넘게 되면 근육이 뭉치거나 인대에 염증이 생깁니다. 달리기 전후에 스트레칭을 충분히 해주면 이런 현상을 줄일 수 있습니다. 평소에 스트레칭을 꾸준히 한다고 해도 그것이 몸을 늘 이완 상태로 유지해주는 것은 아닙니다. 일정량의 스트레칭은 일정 시간 동안의 유연함만 유지해줄 뿐입니다. 그래서 달리기를 할 때마다 스트레칭을 해야 합니다. 달리기를 하기 전의 스트레칭은 운동하는 시간 동안 그 근육과 인대의 유연함을 유지하여 부상을 방지합니다. 달린 다음 하는 스트레칭은 행여 운동 중에 발생한 근육 뭉침이나 당김을 해소해 다음 운동을 대비하도록 만들어줍니다. 물론 스트레칭을 하지 않아도 달리는 데 큰 문제가 없는 사람들이 있습니다. 그러나 스트레칭을 하지 않고 계속 달리면 확실히 부상 확률이 올라갑니다. 밥을 먹기 전에 늘 손을 씻는 사람이 그러지 않는 사람에 비해 배탈이 덜 나듯이, 달리기 전후로 꼬박꼬박 스트레칭을 해주면 부상 위험이 확실히 줄어듭니다. 몸이 유연해지는 것은 덤입니다.

달리기를 위한 다양한 스트레칭이 있습니다만, 우리가 모두 알고 있으면서도 가장 효과적인 스트레칭은 국민체조입니다. 우리나라 운동 과학자들이 국민체조를 괜히 만든 것이 아닙니다. 국민체조를 통한 관절 움직임과 위치 변화는 고유수용감각을 활성화시키고 근육을 올바르게 사용하도록 도와줍니다. 국민체조는 5분씩 1세트로 되어 있는데 충분한 스트레칭을 위해 2~3세트 정도를 반복해주면 좋습니다.

빨리 달릴
필요는 없다

한국 사람들은 뭐든 열심히 합니다. 게임도 운동도 대충하지 않습니다. 일도 노는 것도 죽어라 하는 경향이 있습니다. 그런데 달리기는 처음부터 그렇게 하면 안 됩니다. 처음부터 너무 강하게 덤벼들면 계속 뛸 수 없는 상태가 되거나 힘들어서 금방 포기해버릴 수 있습니다. 꾸준히 해야 하는 운동을 처음 익힐 때는 상쾌함은 느끼면서도 질리지 않을 정도의 강도여야 합니다. 진료실에서 환자들에게 달리기를 처방할 때면 언제나 시속 7킬로미터를 강조합니다. 그 속도는 러닝머신에서 7단을 눌렀을 때의 속도입니다. '시속 7킬로미터'는 걸을 수도 달릴 수도 있으며 간단히 문자도 보낼 수 있는 속도입니다. 여기에 맞춰두고 달리면

'이게 뛰는 건가 걷는 건가?' 싶은 마음이 듭니다. 이 속도가 바로 초보 러너가 달리기에 부담 없는 속도입니다. 처음 달릴 때는 이런 속도로 시작해야 지치지 않고 1킬로미터를 넘길 수 있습니다.

이 정도 속도로 달리더라도 너무 힘들다면 뛰다 걷다 해도 좋습니다. 물론 너무 편안해질 때까지 걷는 것은 곤란합니다. 숨이 차 달리기가 힘들면 잠시 걸으면서 숨을 돌리고 이내 다시 달리기 시작해야 합니다. 그런데 이렇게 낮은 강도의 운동이 과연 의미가 있을까 궁금할 수 있습니다. 비뇨의학과 교과서에서 제시한 기준을 다시 생각해봅시다. 중고강도의 운동을 일주일에 4회, 한 번에 40분씩, 적어도 6개월 하는 것이 원칙입니다. 이를 자세히 보면 거리에 대한 기준이 없습니다. 목표 속도도 없습니다. 중고강도의 운동을 필요한 시간만큼 하라는 지시가 전부입니다. 중고강도란 운동 중에 짧은 대화는 가능하지만 긴 대화는 어려운 정도라고 설명했습니다. 두 명이 나란히 달리며 운동을 마치고 어디서 맥주를 한잔할지 대화하는 정도의 강도입니다. 이러한 운동 기준은 당신이 얼마나 운동을 했는가가 아니라 얼마나 운동을 힘들게 했는가에 중점을 둡니다. 중요한 것은 당신이 '얼마나 빠른가?'가 아니라 '얼마나 힘들었는가?'인 것입니다.

처음부터 속도에 집착하지 맙시다. 그저 숨이 차고 심장이 쿵

콩거리는 시간이 40분이면 됩니다. 40분이 지나 알람이 울리면 깔끔하게 운동을 접고 땀을 씻고 상쾌함을 만끽하면 됩니다. 속도는 시간이 지나면 저절로 붙습니다. 그러니 공원에서 달리더라도 남의 속도에 신경 쓰지 마시길 바랍니다. 저도 5년 차 러너이지만 공원을 달리다 보면 많은 사람이 저를 제치고 앞으로 달려갑니다. 하지만 신경 쓰지 않습니다. 그것이 저의 속도이고 그 속도만으로도 충분한 중고강도 운동이 이루어지기 때문입니다.

달리기를 꼭 고강도로 할 필요가 없는 이유에는 뇌의 발달도 있습니다. 뇌는 우리 몸을 조절하는 역할을 하며 근육은 뇌의 명령이 있어야만 움직일 수 있습니다. 만약 뇌가 기능을 못하고 근육에 명령을 전달하지 못하면 아무리 근육이 많아도 움직일 수가 없습니다. 그래서 운동기능이 발달하려면 근육만이 아닌 뇌기능의 발달도 필요합니다. 운동기능을 관장하는 뇌기능은 지속적으로 40~60분 이상 운동해야 활성화되고 발달합니다. 그런 의미에서 가장 좋은 운동이 바로 달리기입니다. 하지만 누구나 처음부터 달리기를 오래 할 수 있는 것은 아닙니다. 노인이나 여러 관절에 문제가 있는 사람들에게는 걷기 운동도 큰 부하가 될 수 있습니다. 그렇기에 빠른 속도로 달리기보다는 충분히 40분 이상 운동을 유지할 수 있는 강도를, 자신에게 맞는 속도를 찾는 것이 중요합니다. 그리고 운동 능력이 자라남에 따라 서서히 속도를 증가시키면 됩니다.

달리기를 하는 사람들의 SNS를 보면 대충 달리지 않습니다. 보통 5~6킬로미터, 좀 뛰는 사람들은 10킬로미터를 매일 뜁니다. 그런 사람들을 보다 보면 적어도 3~4킬로미터는 바로 달려야 할 것만 같습니다. 하지만 처음부터 바로 그 정도를 달리는 사람은 드뭅니다. 운동을 전혀 하지 않던 사람이라면 1킬로미터를 달리는 것도 만만치 않습니다. 학생 시절 체력장을 떠올려봅시다. 200미터 운동장 다섯 바퀴를 편하게 뛰던 친구들이 몇이나 되던가요? 처음부터 3~4킬로미터를 목표로 두면 금방 실망하고 맙니다. 달릴 수도 없고 달린다면 다칩니다. 이 운동은 나와 맞지 않다고 포기하게 됩니다. 그러니 처음 달리기를 시작할 땐 거리를 정하지 말고 시속 7킬로미터 정도의 속도로 정해진 시간만큼만 운동하면 됩니다.

규칙적으로 1킬로미터를 달리는 사람이 되면 4~5킬로미터를 달리는 것은 금방입니다. 규칙적으로 달리면서 달리기에 필요한 근육이 발달하고 그 거리에 합당한 심폐지구력이 향상되기 때문입니다. 저는 아직도 처음 1킬로미터를 뛰었을 때의 놀라움과 5킬로미터를 뛰었을 때의 기쁨을 잊지 못합니다. 그런 기쁨을 차분히 느끼면서 서서히 성장해나가면 됩니다. 어느 순간 실력이 쌓인 러너가 되면 40분이란 시간 동안 5~6킬로미터 정도의 거리는 쉽게 달리게 됩니다.

어렸을 때 다리뼈를 심하게 다친 이력이 있는 저는 오래 달리면 바로 다리에 통증이 생겨 언제나 6킬로미터만 달릴 수 있습니다. 규칙적으로 달릴 때는 40분만 넘게 달려도 묵직한 통증이 생깁니다. 40분 동안 6킬로미터를 달리는 것이 제가 가진 달리기의 한계이지만 이 정도만으로도 충분한 결과를 얻어 그 활력을 온몸으로 느끼며 살고 있습니다. 부디 여러분도 조금씩 성장하는 달리기의 재미를 느껴보시길 바랍니다. 빠를 필요도 멀리뛸 필요도 없습니다. 그저 정해진 시간 동안 당신의 심장이 쿵쾅거리면 몸은 변화하기 시작합니다.

달기기 좋은 장소와 환경

직선을 달리는 것이 좋은 이유는 발목과 무릎 때문입니다. 한때 야산의 트래킹 루트를 달리는 젊은 사람들의 몸짓에 반한 적

남자는 어떻게 일어서는가

이 있습니다. 저렇게 변화하는 상황에 즉각 반응하면서 불규칙적으로 달리면 순발력과 지구력을 동시에 기를 수 있을 것 같았습니다. 그래서 한동안 공원 바깥의 정돈된 트랙이 아닌 내부 조경을 따라 만들어진 고불고불한 길을 뛴 적이 있습니다. 사람이 없을 땐 이쪽저쪽을 메뚜기처럼 점프하며 달리기도 했습니다. 그 결과로 순발력이 아닌 발목과 무릎 통증을 얻었고 한동안 달리기를 쉬어야 했습니다.

성기능을 위해 마흔에 달리기를 처음 시작하는 분들이라면 한 가지 알아둘 것이 있습니다. 마흔의 나이는 젊지 않습니다. 어린 시절부터 운동을 하며 자란 특화된 몸이 아닌 이상 무리하면 안 됩니다. 살살 달래가며 써야 합니다. 일단 달리기를 시작했다면 직선이나 큰 원형의 공원을 찾아봅시다. 가장 좋은 곳은 강변 산책로입니다. 대단지 아파트가 근처에 있다면 직사각형인 단지 전체를 겉으로 한 바퀴 도는 것도 방법입니다. 직선로를 달리는 것이 무릎과 발목에 부담을 줄이는 확실한 방법이고 꾸준함에 방해가 될 변수를 하나라도 줄이는 비법입니다.

달리기 트랙이 차가 적은 곳이어야 하는 것은 당연합니다. 요즘은 헤드폰이나 이어폰이 발달해서 주변의 소리를 차단하는 기능까지 있습니다. 거기에 모자를 쓰거나 후드 티의 후드를 뒤집어쓰면 주변 상황을 알아차리기가 무척 어렵습니다. 요즘은 전기차가 늘면서 자동차가 옆에 오는 것을 알아차리기가 더 어려워졌습니다. 도로 위를 주의 없이 달리다간 뜻하지 않은 사고를 당할 가능성이 높습니다. 시내 도로를 달려야 한다면 가급적 인도를 달리면 편이, 골목길을 달린다면 차량 통행량이 적은 곳을 선택하는 것이 안전합니다. 차가 전혀 들어올 수 없는 공원이 아니라면 이어폰은 주변음을 허용하는 모드로 바꾸어야 하며 모자는 써도 후드는 벗고 달리는 것이 철칙입니다.

처음 달리기를 시작할 때는 자신만의 리듬이 생기지 않은 상태입니다. 달릴 때마다 몸 상태와 의욕에 따라 보폭과 발걸음 수가 달라집니다. 달리기는 늘 일정한 페이스를 유지하는 편이 좋습니다. 그래야만 실력이 늘지 않거나 잦은 부상을 겪을 때 문제점을 발견해 개선할 수 있기 때문입니다. 측정 가능한 범위에서 일관된 달리기를 하는 것이 꾸준히 달릴 수 있는 비법입니다.

본인만의 달리기 리듬이 생기기 전에 음악을 들으면 여기에 방해를 받을 수 있습니다. 노래 한 곡의 길이는 보통 3~4분 사이가 평균이라서 달리는 동안 대략 10곡 정도의 음악을 듣게 됩니다. 그리고 이 음악들의 빠르기는 모두 제각각입니다. 이렇게 변화하는 리듬 속에서 자신만의 페이스를 유지하는 것은, 손발을 따로 움직여야 하는 드럼을 처음 배울 때처럼 초보에겐 어려운 일입니다. 그래서 처음 달리기를 할 때 음악을 듣는 것은 달리기에 방해가 됩니다.

가장 좋은 것은 아무것도 듣지 않고 달리는 것입니다. 달리기는 생각보다 집중력이 많이 필요한 운동입니다. 달리면서 속도와 거리가 늘다 보면 숨이 차서 못 뛰기보단 다리나 관절에 문제가 생겨 더 달리지 못하는 경우가 많이 생깁니다. 그런 경우 각각의 근육과 인대 상태를 수시로 확인하고 노면을 고려해가며 달리는 판단력이 필요합니다. 이럴 때는 달리기에만 집중할 수 있게 아무것도 듣지 않는 것이 좋습니다. 어떤 일에 빠져들어 잔뜩 집중하고 있을 때 누가 우리에게 말을 걸면 우리는 상대에게 손을 흔들며 "잠깐만!"이라고 외칩니다. 달리기도 마찬가지입니다. 운동에 온전히 집중하여 최선의 결과를 노릴 때는 귀로 들어오는 불필요한 정보는 잠시 차단하는 편이 좋습니다.

아프면 바로
멈춰야 한다

앞에서 한국인은 뭐든 열심히 한다는 말을 했습니다. 그런데 한국인에게는 한 가지 특성이 더 있습니다. 되든 말든 될 때까지 한다는 점입니다. 살면서 어떤 어려움에 봉착하면 그것을 어떻게든 밀어붙여 해결하는 사람들이 있습니다. 열 번 찍어 안 넘어가는 나무가 없다는 말처럼 넘어갈 때까지 시도합니다. (생각해보면 우리는 그런 기질로 IMF를 극복했네요.) 그래서인지 많은 사람이 "안 되면 되게 하라"라는 말을 삶의 원칙으로 삼고 있습니다. 그런데 달리기는 이런 방법으로는 어렵습니다. 달리기라는 영역에서 그런 말은 타고난 몸을 가졌거나 어렸을 때부터 꾸준히 운동을 해온 사람에게만 허락되는 말입니다. 달리기는 다리로 하는 것이기에 통증을 건디며 운동을 하다 큰 부상을 입으면 걷기조차 어려울 수 있기 때문입니다.

이는 노래 연습과 비슷합니다. 시원한 가창력으로 고음을 소화하는 김경호 씨의 노래를 들으면 누구나 감탄하고 맙니다. 그렇게 감정을 뿜어내면 얼마나 시원할까 부러운 마음에 사로잡힙니다. 감동에 겨운 마음에 매일 김경호 씨의 노래를 하루에

남자는 어떻게 일어서는가

2시간씩 쉬지 않고 연습한다고 생각해봅시다. 목 푸는 법, 발성하는 법, 지친 목 상태를 알아차리는 법, 쉴 때 목 관리하는 법을 전혀 배우지 않은 채 고함만 질러가며 정해진 시간만큼 노래를 불러댄다면 결국 김경호 씨가 나를 슬프게 하는 사람이 될 것입니다. 가창력은커녕 성대에 결절이 생겨 정상적인 목소리조차 내지 못할 수도 있습니다.

달리기를 하다 생긴 근육과 인대의 통증은 달리기로 극복할 수 없습니다. 쉬면서 가라앉혀야 합니다. 쉬는 동안 어떤 부분이 문제였는지 고민해야 합니다. 어떻게 달려야 통증이 생기지 않는지 연구해야 합니다. 통증이 생길 때 어떤 방법으로 극복해나갈지에 대해선 뒤에 따로 자세히 다루도록 하겠습니다.

감당할 수 있는 만큼만 달린다

일정한 규칙에 따라 달리기하는 습관이 들면 실력이 늡니다. 달리는 속도도 늘고 거리도 길어집니다. 그러다 보면 달리는 거리에 욕심이 생깁니다. 거리에 욕심이 들기 시작하면 두 가지 변화를 주기 시작합니다. 빨리 뛰거나 오래 뜁니다. 5~6킬로미터를 뛰던 사람이 10킬로미터를 뜁니다. 시속 8킬로미터로 달리던 사람이 10킬로미터로 달리기 시작합니다. 그렇게 되면 두 가지 문제가 발생할 수 있습니다. 우선 속도를 높이면 보폭이 넓어집니다. 보폭이 넓어진다는 것은 더 강하게 도약한다는 뜻이고 착지할 때 더 큰 힘을 견뎌야 함을 의미합니다. 속도를 얻는 대신 발과 무릎에 큰 충격이 가해지는 것입니다. 근육은 뭉치기 쉬워지고 관절에 많은 스트레스가 누적됩니다. 결과는 스포츠 부상으로 이어집니다. 그러니 달리는 거리를 늘리기 위해 속도를 올릴 때는 통증이 생기지 않는 선 안에서 천천히 올려야 합니다. 기준을 본인의 몸이 아닌 목표한 속도를 달성한다는 마음에 두고 달리면, 단기적인 목표는 달성할 수 있겠지만 부상으로 인해 긴 휴식기를 가져야 할 수도 있습니다. 그렇게 되면 규칙적인 아침 발기를 위한 예비군 훈련장은 다시 휴업에 접어들 수밖에 없습니다.

거리에 집착하는 것도 위험합니다. 5킬로미터를 뛰고 나면 6킬로미터를 달리고 싶은 것이 사람 마음입니다. 사람에겐 증명 욕구가 있기 때문입니다. 그렇게 7킬로미터를 뛰고 나면 바로 10킬로미터에 도전하기 시작합니다. 이렇게 되면 속도를 올리는 것과 마찬가지로 부상에 이르기 쉬운 상태가 됩니다. 그런데 달리는 거리가 늘어나면 생길 수 있는 다른 부작용이 있습니다. 바로 남성호르몬의 감소입니다. 우리 몸은 스트레스를 받으면 코르티솔이라는 호르몬을 분비해 스트레스가 주는 충격을 흡수합니다. 그런데 코르티솔에는 남성호르몬을 억제하는 효과가 있습니다. 장기간 스트레스를 겪을 때 성욕이 떨어지는 이유가 바로 이것 때문입니다. 긴 시간 동안 스트레스를 받으면 높은 농도의 코르티솔이 남성호르몬을 억제하고, 이는 성기능과 성욕 감퇴로 이어집니다.

발기력을 지켜주고 생활에 활력을 주는 규칙적인 달리기가 스트레스의 영역에 들어갈 만큼 강도가 강해지면 남성호르몬을 감소시킵니다. 운동이 고생이 되는 순간 스트레스 반응에서 몸을 지키기 위해 코르티솔이 분비되기 때문입니다. 이를 증명하는 법은 쉽습니다. 멀리 뛸수록 남성호르몬이 증가한다면 마라톤 선수들은 모두 근육질에다 공격적인 말투를 사용하며 섹시한 외모를 가졌을 것입니다. 남성 향수나 의복 모델이 되고 패션계의 주목을 받을 것입니다. 하지만 저는 그런 쪽에서 주목받는 마라톤 선수를 지금껏 보지 못했습니다. 그러니 운동의 목적이 강한 의지력을 증명해보이는 것이 아니라면 달리는 거리는 적당한 게 좋습니다. 그 적당함의 기준은 평균적으로 7킬로미터입니다. 그 거리가 넘어가면 달리기는 활동이 아니라 고생이 됩니다. 혹시 시간의 여유가 있어 40분 이상의 운동을 하고 싶다면 달리기를 멈추고 스쿼트와 팔굽혀펴기를 하시길 바랍니다. 허벅지 근육의 강화는 남성호르몬을 더욱 높여주고, 어깨가 넓어지면 이성적인 매력을 높여줄 것입니다. 당신의 목표가 단단한 성기능과 외적인 자신감이라면 이렇게 하는 편이 결과가 더 좋습니다.

물론 20킬로미터 이상을 달려도 성기능에 아무 탈이 없는 사람들이 있습니다. 그런 사람은 앞서 말한 타고난 사람들입니다. 보컬로 치면 태어날 때 김경호 씨의 성대를 타고난 사람입니다. 그러니 그런 사람들이 말하는 "하면 된다!"의 자세를 따르기보다는, 시간이 걸리더라도 나에게 맞는 거리를 차분히 찾아가는 것이 중요합니다. 평균이 7킬로미터이니 5킬로미터가 한계인 분도 10킬로미터가 한계인 분도 있습니다. 그러나 거리는 크게 상관없습니다. 중요한 것은 당신의 심폐기능이 40분 동안 중고강도의 운동으로 인해 충분히 자극 받았다는 사실, 그 하나뿐입니다.

달리기 어플리케이션
활용하기

달리기 어플리케이션은 발전을 거듭하고 있습니다. 하이킹에서도 이런 트레킹 기반의 어플리케이션은 충분한 재미를 전달해주지만, 저는 달리기로 느끼는 어플리케이션의 효용성이 무척 크다고 여깁니다. 세상의 많은 부분을 수치화하는 데 익숙한 현대인들은 자신의 달리기를 수치로 분석할 때 더 흥미를 느낄 수 있기 때문입니다. 달린 거리와 시간이 향상되는 정도, 40분의 운동 시간 중에서 걸은 거리와 달린 거리의 비율, 지난달과 비교한 이번 달의 운동량 같은 고급 통계 자료를 얻을 수 있으니 든든한 동반자가 따로 없습니다. 경영학의 대가 피터 드러커는 "평가할 수 없으면 개선할 수 없다"라는 말을 했습니다. 어느 수준에 도달하기 위해 꾸준히 노력해야 할 상황에 놓였다면, 노력과 결과를 정량적으로 측정할 도구가 절실하다는 뜻입니다.

검색해보면 여러 개의 달리기 어플리케이션이 있는데, 대부분 이용료가 무료입니다. 사람들이 가장 많이 사용하는 것은 나이키사에서 제공하는 나이키런입니다. 달리기로 마음먹었다면 일단 이런 어플리케이션을 설치하고 40분을 달려봅시다. 걷다 달리다 해도 좋습니다. 그 모든 행위는 기록에 남습니다. 달리고 나면 달린 거리와 걸은 거리를 구분해봅시다. 그리고 달리는 날이 쌓여가면서 걷기보다 달린 거리가 늘어나는 즐거움을 느껴봅시다. 어느새 걷는 구간이 사라지고 당당히 한 호흡에 5킬로미터를 달리게 될 때, 당신의 성기능과 자신감은 한 단계 증가해 있을 것입니다. 그렇게 몇 달이 지나면 예비군 훈련의 기합 소리가 달라지면서 어느 날 아침 사병들이 쳐둔 텐트가 기대 이상으로 팽팽해진 것을 느낄 것입니다.

가능한 한 잠들기
3시간 전에 달린다

젊은 나이에 발기부전이 생긴 환자들에게 운동요법을 설명하다 보면 이미 충분히 달리고 있는 분들은 만나는 경우가 가끔 있습니다. 그럴 때 비뇨의학과 의사는 약간이나마 당황할 수밖에 없습니다. 젊은 나이라면 고혈압과 당뇨 같은 만성병이 있을 가능성도 거의 없고, 요즘은 담배를 피우는 사람도 적어서 발기부전의 이유를 찾기 어렵기 때문입니다. 게다가 규칙적인 달리기를 하는 사람은 남성호르몬에 문제가 있는 경우도 드물고 스트레스에도 유연해서 발기부전의 원인을 찾기가 무척 까다롭습니다. 그럴 때 가장 먼저 떠오르는 대답은 심인성 발기부전입니다. 성행위에 대한 걱정이나 긴장, 서로 간의 심리적 유대관계에 발기부전의 원인을 두는 것입니다. 하지만 심인성으로 결론 내기엔 아직 이릅니다. 수면의 양과 품질이라는 요소가 남았기 때문입니다.

발기부전 환자들을 살펴보면 수면 리듬이 엉망이거나 잠을 적게 자는 사람들이 많습니다. 밤낮이 뒤집어진 직업을 가진 사람들은 운동을 열심히 해도 발기에 문제가 생기는 경우가 제법 있습니다. 2교대를 하는 직장은 더욱 심합니다. 낮과 밤이 수시로 바뀌어 몸이 어느 시간에 맞춰 적응해야 할지 전혀 감을 잡지 못하기 때문입니다. 저는 성기능을 온전히 유지하기에 충분한 수면 시간은 적어도 7시간이라고 설명합니다. 규칙적으로 충분한 잠을 자야 수면 리듬이 정확해지고 정기적으로 아침 발기가 일어나면서 성기능을 점검하고 유지할 수 있기 때문입니다. 또한 밤에 충분히 잠을 자야 낮시간에 효율적으로 업무에 집중할 수 있습니다. 잠을 충분히 자지 못했을 때의 기분을 생각해봅시다. 가장 먼저 떠오르는 것이 예민함입니다. 예민해지면 주변 자

5. 제대로 달리는 방법

극에 쉽게 스트레스를 받게 됩니다. 업무 효율성도 떨어져 온전히 일에 집중하기가 어렵습니다. 그렇게 되면 일이 잘 풀리지 않아 다시 스트레스를 받고 더 예민해집니다. 이런 수면 부족이 긴 시간 이어진다면 우리의 부신에선 코르티솔이 쏟아져 나옵니다. 결과적으로 남성호르몬은 내리막길을 타게 되고 성기능은 바닥으로 떨어집니다.

가끔 달리는 시간을 잠들기 한두 시간 전으로 잡는 분들을 봅니다. 저도 한때 그랬습니다. 미혼이라면 퇴근 후 식사도 하고 필요한 일을 충분히 마무리한 후 운동하겠단 마음일 것입니다. 가정이 있는 분들은 퇴근 후 아이들을 돌보고 재운 후에 운동할 수 있는 때가 그 시간뿐입니다. 하지만 이 계획에는 한 가지 문제가 있습니다. 우리 몸은 달릴 때 교감신경을 이용하고 이를 통한 강한 각성이 찾아옵니다. 달리면서 머리가 완전히 깨어버리기 때문에 달리고 난 후 2시간 정도는 잠들기 어려운 경우가 많습니다. 일과 육아가 아무리 피곤했어도 시원한 밤공기에 40분을 달리고 샤워까지 하고 나면 정신이 또렷하게 맑아집니다. (이를 역이용해 아침에 달리기를 하고 수업을 한 학교에서 학력평가 점수가 높아진다는 연구까지 있습니다.) 이런 각성은 잠들기 어렵게 만들고 습관이 되면 불면증의 원인이 될 수 있습니다. 그래서 가능하다면 달리는 시

남자는 어떻게 일어서는가

간은 잠들기 3시간 이전으로 잡는 것이 좋습니다. 그래야만 달리기가 잠을 방해하지 않게 되고 아침 발기도 마음껏 일어나도록 내버려둘 수 있게 됩니다.

생각보다 주의할 점이 많습니다. 하지만 규칙적으로 달리다 보면 모두 익숙해질 수 있는 요소들입니다. 각 요소들의 작동 원리를 파악하였으니 그것을 지킬 의지도 명확해질 것입니다. 주의사항을 충분히 알게 되었다면 이제 책을 잠시 접어두고 달리러 가도 좋습니다. 천천히 빠르지 않은 속도로 조금씩 달려보세요. 심장이 뛰고 땀이 흐르는 것을 느끼고 돌아오는 겁니다. 거친 호흡을 마음껏 뱉고 속에 응어리진 것들을 발산하고 오십시오. 그리고 집으로 돌아와 정성껏 샤워를 하세요. 상쾌함의 끝에 닿을 수 있게 정성껏 양치까지 하는 겁니다. 그리고 침대에 편안히 누워 다시 이 책을 듭니다.

통증 없이
달리기

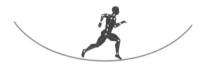

달리다 보면 멈추게 되는 순간이 생깁니다. 처음에는 당연히 숨이 차서 멈춥니다. 몸의 동작을 심폐기능이 따라잡지 못하기 때문입니다. 달리기가 어느 정도 몸에 붙고 자신과의 약속을 꾸준히 지키다 보면 심폐기능이 서서히 제자리를 찾아갑니다. 그리고 숨이 차서 달리기를 멈추는 일이 사라집니다. 어느 순간 제법 능숙한 주자가 됩니다. 그때부터 향상이 일어납니다. 속도가 빨라지고 보폭이 커집니다. 그리고 다시 멈추게 됩니다. 숨이 찬 게 아니라 다리가 아파서 멈춥니다.

통증은 발뒤꿈치나 발바닥에 생기기도 하며 무릎이 아프기도 하고 정강이가 욱신욱신 시리기도 합니다. 양쪽이 다 아프기도 하고 한쪽만 아플 때도 있습니다. 어떤 통증은 불규칙적으로 찾아오고 어떤 통증은 꾸준하게 찾아옵니다. 앞서 말했듯이 이런 통증이 찾아오면 절대 무시해선 안 됩니다. 목적지와 반대로 걸어가면 결국 한참을 돌아와야 하듯, 통증이 있는데도 밀어붙이면 오랜 시간 쉬어야 하기 때문입니다. 그러니 달리기를 하다 통증이 생기면 일단 달리지 않는 것이 좋습니다. 그리고 통증이 생긴 포인트를 기억해야 합니다. 만약 3.5킬로미터를 달리다가 통증이 생겼다면 그 거리와 그 거리를 달린 시간을 기록해둡니다.

보폭을 줄인다

잠시 쉬면 회복되는 심폐기능과 달리 근육과 인대 부상은 길게 갑니다. 짧으면 며칠, 길면 몇 달을 갑니다. 그래서 통증이 생기면 일단 통증 부위를 보고 원인을 생각해야 합니다. 달리기를 할 때 발바닥이 아프면 족저근막염을 의심해야 합니다. 이는 갑자기 속도를 높이거나 달릴 때 중심이 앞으로 쏠려 있으면 생길 수 있습니다. 발바닥이 아닌 발뒤꿈치와 무릎이 아프면 무게 중심이 뒤로 쏠려 있거나 착지를 뒤꿈치로 하기 때문일 수 있습니다. 또는 달리는 장소의 대부분이 내리막일 때도 같은 현상이 일어납니다. 한쪽 다리만 아픈 경우는 골반이 틀어져 있거나 다리뼈를 크게 다친 과거력이 있을 때 생길 수 있습니다. 그런데 이런 여러 상황에 대한 판단을 혼자 내리기가 무척 어렵습니다. 문제를 알아낸다 해도 일일이 몸을 감지해서 해결하기도 어렵습니다. 그럴 때는 우선 보폭을 줄이면서 아프지 않은 정도의 속도를 찾아냅니다. 속도를 어떻게 줄이는지 감이 잡히지 않는다면 지난번에 통증이 생긴 시점의 기록을 찾아봅시다. 그리고 그 시간보다 천천히 뛰면 됩니다. 보폭을 줄이면 도약하는 거리가 짧아져 근육의 부담이 적고 착지할 때의 충격도 덜합니다. 근육, 인대, 관절 모두에 부담이 감소합니다. 이렇게 할 경우 많은 수의 통증이 사라집니다. 실력이 쭉쭉 늘지 못하는 것은 답답하지만 그래도 크게 걱정할 일은 없습니다. 아프지 않은 속도로 달려도 중고강도의 운동은 충분히 만들어낼 수 있기 때문입니다.

남자는 어떻게 일어서는가

통증이 지속된다면
병원으로

통증을 느껴 달리기를 바로 멈추고 뛰는 것을 한 주 정도 쉬었는데도 통증이 있다면 다른 원인일 수 있습니다. 그럴 땐 정형외과를 들르는 게 좋습니다. 요즘은 정형외과도 세분화되어 발의 질환을 전문으로 하는 정형외과가 있습니다. 달리기를 하다 통증이 생긴다면 일단 족부 전공 정형외과를 찾아 의견을 구하는 편이 좋습니다. 가끔은 이 과정에서 대퇴골두괴사나 뼈에 발생한 암이 발견되기도 합니다. 하지만 이런 경우는 무척이나 드물기에 토끼 눈을 하고 이 글을 읽지 않았으면 합니다. 그저 쉬어도 통증이 지속될 때는 뼈에 이상이 있는지를 짚고 넘어가자는 원칙을 말하고 싶습니다. 큰 병이 없는지도 확인하고 소염제와 근이완제를 통해 통증이 빨리 사라지면 운동으로의 복귀도 빨라지니 통증이 지속될 때는 병원에 들러야 합니다.

달리기 전문가 찾기

병원에서 뼈나 연골에는 큰 문제가 없다는 말을 들었다면 다시 달려도 좋습니다. 보폭을 줄이면서 아프지 않은 수준의 달리기로 돌아갑시다. 하지만 그 지점에 계속 머물기는 싫고 어느 정도의 향상을 만들고 싶어질 것입니다. 그렇다고 예전처럼 달린다면 그 통증이 대부분 다시 시작됩니다. 결국은 통증이 생기는 원인을 알아내는 편이 좋습니다. 그럴 땐 운동을 전공한 코치나 달리기 동호회에서 오랜 시간 사람들을 지도해온 사람을 만나보는 게 좋습니다.

요즘은 특별시나 광역시를 넘어 시 단위 도시에도 큰 경기장들이 있습니다. 전국 체전을 돌아가며 개최하기에 국가에서 기본 인프라로 준비해둔 것입니다. 그런 곳에 문의하면 저렴한 가격으로 전문가의 교육을 들을 수 있는 프로그램이 있습니다. 그곳을 찾아가 본인의 자세나 보폭을 코칭 받아 봅시다. 만약 그런 프로그램이 없다면 달리기 동호회를 찾아가면 됩니다. 시 단위라 할지라도 큰 공업도시이거나 광역시 이상의 도시에는 대부분 달리기 동호회가 있습니다. 그곳에 가면 전문적인 코칭은 아니더라도 (가끔은 진짜 코치도 있습니다.) 수많은 신입 회원을 지도해본 달리기 애호가가 분명히 있습니다. 그런 분들에게 도움을 청하면 만족스러운 답을 얻을 수 있습니다. 동호회는 지도자와 참가자가 같은 호흡으로 같은 거리를 달리기 때문에 달리는 모든 시간 동안 격려와 지도를 받을 수 있습니다.

무릎이 아플 때는 오르막길을 달리자

보폭을 줄이는 것 외에도 통증을 줄일 수 있는 요령이 있습니다. 무릎 질환이 없는데 달릴 때마다 뒤꿈치나 무릎이 아프다면 착지할 때 뒤꿈치에 전달된 충격이 원인인 경우가 많습니다. 이때 뒤꿈치가 바닥에 덜 닿게 달린다면 증상이 좋아질 수 있습니다. 문제는 처음 달리면서 이것을 인지해서 개선하는 것이 쉽지 않다는 것입니다. 이럴 때는 애초에 뒤꿈치가 약간 떨어질 수밖에 없는 곳을 달리는 것이 좋습니다.

달릴 때 뒤꿈치가 떨어지는 곳은 바로 오르막입니다. 오르막은 앞이 높고 뒤가 낮으니 당연히 뒤꿈치가 떨어집니다. 물론 이제 겨우 좀 달릴 줄 알게 된 주자가 오르막을 달리는 것은 힘듭니다. 그래서 오르막은 맞지만 경사각을 거의 인지하기 힘든 곳을 찾아야 합니다. 실내에서 달릴 땐 러닝머신으로 2~3도 정도의 미세한 경사를 만들면 됩니다. 야외에도 미세한 경사가 있는 곳이 있습니다. 바로 강변공원의 상류 방향입니다. 물이 흐른다는 것은 경사가 있다는 것이고, 하류에서 상류로 가는 방향은 오르막이라는 뜻입니다. 대도시를 흐르는 강의 대부분은 급류가 아니기에 경사도 완만합니다. 달릴 때마다 뒤꿈치나 무릎이 아프다면 약간의 경사를 찾아 뛰는 것을 꼭 한 번 시험해보시길 바랍니다.

추진력이 생기는 지점 파악하기

달리기는 크게 두 가지 힘에 의해 이루어집니다. 하나는 바닥에서 위로 뛰어오르는 수직적인 힘이고, 하나는 몸을 앞으로 나아가게 만드는 수평적인 힘입니다. 그래서 달리기를 하게 되면 몸이 아래위로도 움직이고 앞으로도 나아가게 됩니다. 이런 두 가지 방향성은 세 관절에서 이루어지는 동작으로 만들어집니다. 하나는 서서 발의 뒤꿈치를 드는 발목관절을 이용한 동작이고, 다음은 앉았다 일어설 때 쓰는 무릎관절을 이용한 동작, 마지막으로 다리를 들어올렸다 내리는 골반관절을 이용한 동작입니다.

달리기가 세 관절의 동작으로 이루어진 것을 일일이 설명한 이유는 이런 요소를 골고루 사용해야 오래 달릴 수 있다는 점을 말하기 위해서입니다. 백지장도 맞들면 낫다는 속담처럼 세 관절의 힘을 골고루 사용하면 특정 근육과 인대에 가해지는 부담을 분산시킬 수 있습니다. 만약 달리기를 할 때마다 허벅지만 터질 듯이 팽팽해지거나 종아리 근육만 딱딱하게 굳어 통증이 생긴다면, 이는 달리기에 쓰이는 동작들의 균형이 깨졌음을 의미합니다. 그러니 이럴 때는 덜 사용하는 것으로 판단되는 근육을 의식적으로 사용하면서 달릴 필요가 있습니다. 다리를 들어올릴 때 쓰이는 허벅지가 당긴다면 발목을 좀 더 사용해 지면을 밀어내려 노력하고, 발목의 동작을 조절하는 종아리나 정강이에 통증이 생긴다면 허벅지 근육을 사용해 지면을 밀어보는 것입니다. 이런 부분을 혼자 일일이 느껴 개선하기가 어렵다면 달리기 동호회나 체육관의 코치를 찾아가 달리기 동작이 어떤 상태인지 확인 받는 것도 좋은 방법입니다.

달리기 전 줄넘기

　　앞서 말한 것처럼 발뒤꿈치 충격을 줄이는 것과 무릎과 발목의 추진력을 동시에 사용하는 것은 무척 중요합니다. 그러나 이것을 일일이 신경 쓰면서 달리는 것은 생각보다 어려운 일이어서 이를 몸에 자연스럽게 베이도록 훈련하는 것이 무척 중요합니다. 이 훈련에는 줄넘기가 큰 도움이 됩니다. 줄넘기를 할 때의 동작을 상상해봅시다. 대부분 뒤꿈치를 약간 들고 있거나 바닥에 닿더라도 큰 충격이 가지 않게 중심점을 약간 앞에 둡니다. 이런 상태에선 뒤꿈치에 큰 충격이 가해지지 않게 되고, 이 훈련을 지속하면 뒤꿈치를 덜 닿게 유지하는 근육들을 골라서 발달시킬 수 있습니다. 그렇게 되면 굳이 오르막을 찾거나 러닝머신에 경사각을 주지 않아도 편히 달리는 수준으로 넘어갈 수 있습니다.

　　줄넘기로 여러 관절의 추진력을 균형 있게 사용하는 훈련도 가능합니다. 우선 발목을 전혀 움직이지 않고 무릎의 힘만으로 점프해봅시다. 약간 뛰어오를 수는 있지만 동작이 어색합니다. 이번엔 다리를 완전히 편 상태에서 뒤꿈치를 드는 동작만으로 점프해봅시다. 마찬가지로 어색합니다. 이처럼 두 동작 중 하나

남자는 어떻게 일어서는가

만을 이용해 도약을 하면 약간의 수직 운동을 만들 수는 있지만 줄을 넘을 정도의 결과는 만들지 못합니다. 뒤집어 말하면 원활한 줄넘기를 한다는 것은 여러 관절의 동작을 골고루 사용한다는 뜻이 됩니다. 그래서 줄넘기를 꾸준히 하면 여러 추진력을 동시에 균형 있게 사용하는 훈련을 하게 되고, 이와 관련된 근육이 골고루 발달되면 달리기를 할 때에도 긍정적인 영향을 미칠 수 있습니다. 그래서 달릴 때 허벅지나 정강이 둘 중 한 곳에만 유독 통증이 생긴다면 달리기 전에 10분 정도 줄넘기를 하고 그 뒤로 30분을 달려보는 것을 권하고 싶습니다. 줄넘기와 달리기 비율을 반반으로 하는 것도 좋습니다. 줄넘기는 달리기 못지않은 유산소 운동이기에 심지어 40분을 줄넘기로만 채워도 발기력을 위한 운동에는 전혀 문제가 되지 않습니다. 다만 줄넘기의 단점은 주변 변화가 전혀 없기에 지루하다는 것뿐입니다.

한쪽 다리가 아플 때는
기울어진 길을 달리자

달리는 자세나 착지하는 방법, 추진력의 균형에 의해서도 많은 부상이 발생하지만 본인도 모르는 몸의 불균형에 의해서도 통증은 생길 수 있습니다. 어릴 때 다리를 다쳤거나 양쪽 다리 길이가 미세하게 다른 경우, 또는 평소 자세가 좋지 않아 골반 균형이 깨진 사람이 긴 시간을 달리면 한쪽 다리에만 많은 부담이 가해지면서 결국은 부상으로 이어집니다. 이런 경우 도움이 될 수 있는 것 중 하나가 맞춤 깔창인데 생각보다 제작 비용이 만만치 않아 선뜻 선택하기가 부담스럽습니다. 게다가 평생을 안고 살아온 몸의 불균형이 단순히 높이만 맞춰준다고 바로 극복된다는 보장이 없어서, 막상 고가의 제품을 맞춤 제작하고도 원하는 결과를 얻지 못할 수도 있습니다. 이럴 때는 무릎 통증을 줄이기 위해 약간의 오르막을 찾아가는 것과 마찬가지로 장소 자체를 주자에게 유리하게 선택하는 방법이 있습니다. 양다리의 미세한 불균형이 원인 같다면 약간의 기울기가 있는 장소를 골라 달리면 됩니다.

사실 한쪽 다리에만 생기는 통증을 기울기가 있는 곳을 달리는 것으로 극복하는 아이디어는 교과서적인 대처라기보단 개인적인 경험에 가깝습니다. 저는 중학교 시절 좌측 다리뼈에 삼각 골절이라는 큰 부상을 입었습니다. 다행히 성장점을 다치진 않아 양측 다리 길이에 의미 있는 차이는 없습니다. 방사선 검사에도 큰 이상은 없습니다. 다친 적이 없는 사람처럼 산도 잘 오르고 단거리 달리기도 잘 합니다. 하지만 장거리 달리기를 즐기던 어느 날부터 특정 거리를 넘으면 언제나 좌측 종아리와 정강이에 근육통이 생겼습니다. 달리다 보면 좋아지겠지 하는 마음으로 통증을 무시하고 10킬로미터를 계속 달린 적도 있었는데, 심한 통증으로 진행돼 달리기는커녕 일상생활에 지장이 생길 정도의 부상을 얻게 되었습니다. 그때부터 세 달을 쉬고 난 후 보폭을 줄이고 발목과 무릎을 균형 있게 사용하며 달려보았지만 통증은 좀처럼 사라지지 않았습니다. 종이를 한 번 접고 나면 그 자리로만 계속 종이가 꺾이듯이, 부상이 한 번 생기고 나니 작은 피로만 누적되어도 동일한 통증이 생겼습니다. 결국 저의 통증이 보폭이나 달리는 방법의 문제가 아닌 몸의 좌우 불균형에 의한 것이 아닐까 하는 생각이 들었습니다. 그 차이를 극복하기 위해 정형외과 친구들의 조언을 구해 여러 가지 깔창을 사용해보았습니다. 그런데 양다리 길이에 큰 차이가 없고 골반도 틀어지지 않은 제 조건에서 깔창은 오히려 불편감만 더할 뿐이었습니다. 그다음으로 생각한 것이 바로 깔창보다 더 미미한 차이를 만들고 유지하는 방법, 즉 기울기가 있는 길을 달려보는 것이었습니다.

실험을 위해 가장 먼저 강변 산책로를 찾았습니다. 다리가 아플 수 있는 다른 조건들을 통제할 수 있으며 하류에서 상류로 미세한 오르막이 있고 길이 직선인 장소가 강변 산책로였기 때문입니다. 달리는 곳은 강의 양측 산책로 중에서 상류를 기준으로 우측을 선택했습니다. 강의 우측 산책로는 비가 오면 빗물이 우측에서 좌측으로 흘러 강으로 바로 빠지게 설계하기 때문에 미세하게나마 우측이 높고 좌측이 낮습니다. 그럼 다리를 뻗을 때 좌측 다리가 움직일 수 있는 공간이 넓어져 충격이 조금이나마 덜 전해질 거란 것이 저의 계산이었습니다. 솔직히 이 계산이 맞았는지 알 수 없지만 이렇게 달리는 날부터 통증이 생기는 지점이 뒤로 밀렸습니다. 완전히 사라지진 않았지만 통증 없이 달리는 거리가 늘어나 어렵지 않게 5~6킬로미터를 달리게 되었습니다. 스트레칭을 잘한 날은 8킬로미터를 달려도 이상이 없었습니다. 그때부터 달리기를 할 때면 미세하더라도 우측이 높고 좌측이 낮은 길을 달렸습니다. 달리는 장소와 방향을 정하고 싶은데

길의 높낮이가 어떤지 정확히 모르겠다면 비가 오는 날 빗물이 어디로 빠지는지를 보면 됩니다.

저의 경우에는 통증이 생기는 다리를 더 낮은 쪽에 두고 달렸지만 사람에 따라 반대인 경우도 있을 것입니다. 달릴 때마다 한쪽 다리에만 지속적인 통증이 생기고 그 이유를 찾기 어려울 때는 그것을 해결하는 방향도 한 가지일 수는 없습니다. 아픈 쪽을 더 낮춰서 문제가 해결될 수도 있지만 오히려 높여주어야 나아질 수도 있습니다. 그래서 다리가 아픈 쪽을 높여도 보고 낮춰도 보면서 통증이 생기는 거리를 꾸준히 기록해가며 자신에게 맞는 방향을 찾는 노력이 필요합니다. 다만 실험할 때 주의할 점은 통증이 생기면 그 지점을 기록하고 바로 달리기를 중지해야 한다는 것입니다. 가벼운 부상을 무시하다 큰 부상으로 이어지면 한동안 달리지 못하는 것은 물론, 통증의 발생 시점이 더 빨라질 가능성이 있기 때문입니다.

계속 아프다면
다른 유산소 운동을

이런 모든 노력에도 불구하고 통증을 극복하지 못하는 경우가 있습니다. 어떤 방법으로도 나을 수 없는 병이 있듯이, 달리기의 부상 또한 그 원인을 알건 모르건 결국 극복하지 못하고 포기해야 하는 사람이 있습니다. 그렇다면 그런 사람은 달리기를 통한 성기능 개선을 포기해야 할까요?

제가 달리기와 성기능의 상관관계에 대한 영상을 꾸준히 업로드할 때 가장 많이 받았던 질문은 "자전거를 타는 것도 도움이 됩니까?"입니다. 줄넘기는 어떤지 묻는 분도 있었고 등산은 어떤지 묻는 분도 있었습니다. 대답은 "예스!"입니다. 이 책의 핵심이 되는 이론을 제시한 연구, 성기능 개선을 위해 주 4회에 40분씩 중고강도 운동을 해야 한다는 결론을 내린 논문은 유산소 운동과 성기능의 상관관계를 조사한 다른 여러 연구 결과를 종합해 결론을 얻었습니다. 그리고 그 연구 데이터에 포함되는 여러 유산소 운동에는 달리기만 있는 것이 아니었습니다. 줄넘기도 있고 수영도 있으며 달리기와 사이클도 있었습니다. 유산소 운동에 포함되는 거의 모든 운동들이 성기능 개선에 도움이 되는 것입니다. 그러니 달리기에서 지속적인 좌절을 경험했다면 과감히 다른 유산소 운동을 찾길 바랍니다. 그저 통증 없이 40분 동안 지속할 수 있는 운동을 골라 최대 심폐량의 70퍼센트에 해당되는 강도로 꾸준히 한다면 달리기에 못지않은 결과를 얻을 수 있을 것입니다.

다만 자전거를 탈 때만큼은 약간의 주의가 필요합니다. 일부 사람들 중 자전거를 오래 타면 전립선염이 생기거나 기존 증상이 악화되는 경우가 종종 있습니다. 자전거의 좁은 안장이 회음부 바로 위에 있는 전립선을 눌러 물리적인 자극을 가할 수 있기 때문입니다. 이런 상황은 자전거 안장의 높이, 모양, 자전거를 타는 사람의 몸무게와 골반 구조에 따라 얼마든지 변할 수 있어서 생기는 사람에게는 늘 발병하는 경향이 있습니다. 중요한 것은 전립선염이 발생하면 발기부전이 생길 가능성이 있다는 것입니다. 발기력 향상을 위해 지속한 운동이 오히려 나쁜 결과를 만들 수도 있습니다. 그러니 자전거를 타고 나서 소변볼 때 통증이 생긴다거나, 회음부에 묵직한 통증을 자주 느끼거나, 평소에 전립선염으로 고생한 적이 있다면 성기능을 위한 유산소 운동으로 자전거를 선택하는 일은 가급적 피하라고 말하고 싶습니다.

등산 또한 주의가 필요합니다. 등산은 늘 다니던 길을 느린 속도로 오르면 심폐기능 발달에 도움이 되지 않는 경우가 있습니다. 그래서 성기능을 위해 등산을 할 때엔 가급적 숨이 찰 정도의 속도를 유지하는 것이 좋습니다. 그리고 일주일에 네 번 등산하려면 관절 보호는 필수입니다. 내리막길에선 반드시 폴을 사용해 무릎과 발목에 가해지는 충격을 줄여야 합니다. 내리막에서 돌부리에 잘못 걸려 발목을 접지르는 일도 무척이나 흔합니다. 그러니 유산소 운동으로 등산을 선택했다면 발목을 보호해주는 신발과 충격을 완화해주는 폴대는 필수 장비입니다.

이 글을 읽다 보면 '운동하다 아프면 그만 달리면 되지 굳이 이렇게까지 노력해야 할까' 하는 의문이 들 수 있습니다. 그러나 달리기가 몸에 붙고 그로 인한 성기능과 활력 개선을 한 번 느껴버리면 그것을 그만두기가 만만치 않습니다. 어떻게든 고칠 수 있는 방법을 찾아 운동을 계속 하고픈 마음이 듭니다. 이번 장에서 알려드린 통증을 줄일 여러 힌트들이 여러분의 안전한 달리기에 도움이 되기를 바라며, 갖은 통증으로부터 자유로운 달리기 스킬을 습득하시길 기원합니다.

남자는 어떻게 일어서는가

여자가 달리면
일어나는 일

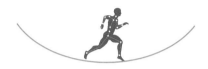

달리기는 남성의 성기능에만 도움이 되는 걸까요? 여성의 달리기는 건강에만 도움을 주고 성기능에는 큰 영향을 주지 않을까요? 그렇지 않습니다. 달리기는 여성의 성기능에도 무척이나 중요한 변화를 불러일으킵니다.

대표적인 발기부전 치료제인 비아그라를 잠시 소환합시다. 비아그라는 남성의 발기력을 개선하여 음경을 단단하게 만들어주는 효과를 가지고 있습니다. 지금껏 수많은 남자들이 비아그라를 처방받았고 이 약을 통해 더 나은 성생활을 누리게 되었습니다. 그런데 어떤 사람들은 다른 궁금증을 가지게 되었습니다.

여성이 비아그라를 먹으면 어떻게 되는지 알고 싶어진 것입니다. 결론부터 얘기하자면 오르가슴을 빨리 느낄 가능성이 높아집니다. 비아그라를 복용하면 남성의 귀두와 상동기관인 여성의 클리토리스가 평소보다 더 커지기 때문입니다. 크기가 커지면서 감각을 더 예민하게 느끼게 되어 오르가슴에 쉽게 도달하는 것입니다. 그렇다면 여성이 규칙적으로 달리면 어떤 일이 벌어질까요? 그렇습니다. 달리기를 통한 혈액순환의 증가가 음핵의 팽창으로 이어져 오르가슴에 도달할 가능성이 더 높아집니다.

발기는 음핵에서도 일어난다

여성의 음핵도 발기를 합니다. 이를 이해하려면 상동기관이라는 개념을 알아야 합니다. 상동기관은 발생학적 기원이 동일하면서 형태나 기능에 동일성을 지닌 신체 기관을 말합니다. 남녀 사이의 대표적인 상동기관은 고환과 난소입니다. 두 기관은 모양도 위치도 다르지만 남성호르몬과 여성호르몬을 만들어 각각의 성을 유지하며 후세를 만들기 위한 생식세포를 만듭니다. 남성의 음낭피부와 여성의 대음순 또한 상동기관입니다. 두 기관 모두 생식기관을 덮어 보호하는 기능을 가지고 있습니다.

귀두를 포함한 남성의 음경과 여성의 음핵도 상동기관입니다. 두 기관에는 많은 감각소체가 분포해 있으며, 대뇌로 물리적인 자극을 전달하게끔 만들어진 기관입니다. 이 기관은 일정 수준 이상의 자극이 대뇌에 전달되면 오르가슴을 느끼도록 디자인되어 있습니다. 두 기관은 성적으로 흥분하면 크기가 커지는 특성이 있습니다. 남성의 발기는 음경을 단단하게 만들고 귀두의 표면적을 넓어지게 해 성적인 접촉을 더 강하게 느끼도록 도와줍니다. 여성의 음핵 또한 그 크기를 키워 더 큰 자극을 느낄 수 있게 변화합니다.

이런 여성의 발기도 당연히 혈관의 변화를 통해 일어나며, 달리기를 통한 혈액순환의 증가는 클리토리스의 크기 변화를 도와 감각을 예민하게 만들어주는 데 도움이 됩니다. 요즘처럼 오래 앉아서 일하는 좌식 업무는 생식기의 혈액순환을 억제합니다. 이럴 때 규칙적인 달리기를 하면 골반 내부로의 혈류가 개선되면서 성기능에 도움을 줍니다. 서울대학교 정선근 교수의 저서 《백년운동》에선, 오랜 시간 앉아 일하며 생기는 악영향을 좌

5. 제대로 달리는 방법

231

독이라고 이름 지었습니다. 그리고 8시간 이상 앉아 있어서 발생한 좌독을 없애는 데 적어도 1시간의 걷기가 필요하다는 기준 또한 제시했습니다. 좌독에 대한 교수님의 견해는 척추 이상에 대한 해결책이었습니다만, 좌독은 여성의 생식기질환, 남성의 전립선질환, 그리고 남녀 모두의 성기능에도 무척 큰 영향을 미칩니다. 하지만 현대를 살아가는 삼사십 대 성인이 퇴근 후 매일 1시간을 걷는 것은 무척이나 어려운 일입니다. 그래서 저는 제 진료실을 방문한 분들에게 1시간 걷기에 비해 운동 강도는 높고 시간은 줄일 수 있는 30~40분 달리기를 격일로 권하고 있습니다.

혈액순환 개선에 의해 클리토리스가 커지는 것만으로 여성이 쉽게 오르가슴에 도달한다고 볼 수 없습니다. 오르가슴이란 결국 많은 양의 자극이 신경을 통해 뇌로 전달되고 그 자극이 누적되면서 발생하는 현상입니다. 이러한 감각을 전달하는 신경은 살아 있는 세포로 이루어져 있기에 결국 세포의 건강 상태에 따라 신호를 전달하는 정도가 달라집니다. 신경세포의 건강 상태가 오르가슴을 느끼는 데 영향을 준다는 뜻입니다. 신경세포의 건강 상태와 신경전도의 관계는 오디오에 비유하면 이해가 쉽습니다. 일부 오디오 마니아들은 앰프와 스피커를 연결하는 전선에만 수백만 원에 가까운 돈을 지불합니다. 비싼 전선은 접촉이 좋고 저항이 낮아 전기 신호를 있는 그대로 전달해 깨끗하고 정확한 소리를 만들기 때문입니다. 달리기를 통해 신경을 늘 건강하게 만들어주는 것은, 이렇게 스피커 선을 고가의 제품으로 바꿔 끼우는 것과 마찬가지의 작용을 합니다.

앞서 알아본 것처럼 달리기로 건강한 팽창을 만들어낸 클리토리스는 평소보다 많은 양의 물리적인 자극을 받아들입니다. 그 표면에 빼곡히 자리 잡은 신경소체들은 이런 물리적인 자극을 전기적인 신호로 바꿉니다. 여기서 만들어진 감각신호는 건강해진 신경다발을 타고 손실 없이 쭉쭉 대뇌로 전달됩니다. 이렇게 많은 양의 감각이 저항 없이 대뇌에 전달되면 결과는 뻔합니다. 많은 커플이 바라는 오르가슴이라는 지점에 쉽게 도달하게 되는 것입니다.

원활한 혈액순환의 또 다른 혜택

오르가슴을 돕는 달리기의 장점은 더 있습니다. 발기부전만큼이나 성관계의 맥을 끊어놓는 요소가 있으니, 바로 여성의 성교통입니다. 성교통은 다양한 원인에 의해 생기지만 대표적으로 윤활액이 부족할 때 생기기 쉽습니다. 꾸준한 달리기로 만들어지는 혈액순환은 윤활액을 원활히 만드는 데 도움을 줍니다.

성관계를 가질 때 마찰을 줄이기 위해 분비되는 점액질은 바르톨린선이라는 기관에서 만들어지는데, 그것을 만드는 재료는 혈액에서 전달됩니다. 혈액이 원활하게 순환되어야 매끄러운 액체를 많이 만들어 꾸준히 분비할 수 있습니다. 정수기에 수도 공급이 올바르지 않으면 원하는 순간에 시원한 물을 마시기 어렵듯이, 어떤 원인에 의해 골반 속의 혈액순환이 원활하지 못하면 성관계를 가질 때 윤활액이 충분히 나오지 않게 됩니다. 그렇게 되면 음경과 질 사이에 마찰이 증가해 보드라운 점막으로 이루어진 여성의 생식기는 금방 발갛게 부어올라 열과 통증을 느끼기 시작합니다. 통증이 시작되면 오르가슴을 느끼기 어려워지는 것은 당연합니다. 오래 관계할 수도 없게 되고 강한 자극도 전달하기 힘들어지기 때문입니다.

달리기는 바르톨린선으로 가는 혈관망을 확장시켜 많은 양의 윤활액을 만들게 돕습니다. 많아진 윤활액은 성관계를 더욱 강하고 길게 그리고 아프지 않도록 만들어줍니다. 이는 오르가슴을 잘 느끼게 해주는 확실한 조건이 됩니다. 윤활액 분비는 남성에게도 영향을 미칩니다. 성관계를 가질 때 남성들이 사정에 잘 이르지 못하거나 발기에 문제가 있으면 여성들은 자신이 성적으로 매력적이지 않다고 오해하는 경우가 있습니다. 마찬가지로 남성들 또한 성관계를 할 때 여성의 윤활액이 많지 않으면 파트너가 나로 인해 성적으로 흥분하지 않았다고 오해하는 경우가 있습니다. 그렇게 되면 남성은 자신감을 잃어 성행위에 소극적으로 변할 수 있습니다. 반대로 여성의 윤활액이 잔뜩 분비되면 남성은 동물적인 흥분을 느낍니다. 남성들은 그것을 여성이 자신의 구애를 받아들여 성적으로 흥분했다는 증거로 여기는 경향이 있기 때문입니다.

달리기와 오르가슴을 정리해봅시다. 왕성한 혈액순환의 결과로 얻은 클리토리스의 향상된 발기력은 성적 자극을 더욱 강하게 받아들이게 됩니다. 건강하게 유지된 신경다발은 그 자극 신호를 대뇌로 좀 더 선명하게 전달합니다. 규칙적인 달리기를 한 여성은 바르톨린선에서 윤활액이 많이 분비되면서 통증 없이 오래 성관계할 수 있는 바탕을 갖추게 됩니다. 넘치는 윤활액은 남성이 성적 고양감을 느끼게 하며, 이런 심리적인 변화는 남성의 음경을 더욱 단단히 발기하게 해 성행위에 충실히 임하게 만드는 촉매 역할을 합니다. 통증은 줄이고 성관계 시간을 길게 하며 감각 전달을 선명하게 하는 것. 이것이 달리기가 여성의 성기능에 주는 영향이며 이를 통해 여성은 더욱 확실하고 빠르게 오르가슴에 도달할 수 있게 됩니다.

함께 달리면 좋은 일

그렇다면 여성은 언제 달리는 것이 가장 좋을까요? 물론 남성들처럼 규칙적으로 일주일에 서너 번을 달리는 것이 원칙이겠지만, 달리기가 가지는 순간적인 혈액순환의 기능을 생각하면 성관계 전에 달리면 어떨까 하는 생각이 들게 마련입니다. 그런데 여기에 대한 연구가 실제로 있었습니다. 부부나 연인들을 대상으로 관계 전에 달리기를 하게 하고 오르가슴의 유무나 도달한 시간을 연구한 것입니다. 연구 결과, 성관계 전에 달리기를 하는 것이 오르가슴을 느끼는 일에 긍정적인 영향을 미치는 것으로 조사되었는데, 이 연구엔 굉장히 재미있는 요소가 하나 더 숨어 있었습니다. 바로 달리기를 하고 얼마 후에 관계를 가지는 것이 효과적인지를 측정한 것입니다.

남자는 어떻게 일어서는가

결론부터 말씀 드리면 달리기를 마치고 30분 후에 관계를 가지는 것이 달리기를 마치고 바로 관계를 가지는 것보다 더 나은 결과를 보였습니다. 달리기를 하고 30분 뒤에 관계를 가지면 오르가슴에 도달할 확률이 더 높은 것입니다. 이 결과는 언뜻 보면 받아들이기 어렵습니다. 심장이 가장 빨리 뛰고 혈액이 가장 세차게 도는 시점은 바로 달린 직후입니다. 혈액순환도 그 순간이 가장 세차게 이루어질 것이고 생식기의 기능 또한 그때 가장 충만할 것으로 예상됩니다. 하지만 한 가지 간과한 것이 있습니다. 우리 몸은 운동할 때 많은 양의 혈액을 근육과 뇌로 집중시킨다는 점입니다. 달리기를 한 직후에는 많은 양의 혈액이 여전히 근육과 뇌에 쏠려 있는 상태입니다. 그 혈액이 다시 몸의 중심으로 돌아와 높은 효율로 온몸으로 퍼지는 데에는 30분이란 시간이 필요합니다. 그때가 돼야만 여성의 생식기에도 많은 혈액이 돌면서 다량의 점액질을 만들고 신경을 민감하게 만들 준비를 할 수 있는 것입니다. 그러니 이 글을 읽고 커플런을 준비하는 분들이 계시다면 부디 운동을 마치자마자 관계로 돌진하진 않았으면 합니다.

여성의 규칙적인 달리기는 오르가슴을 더욱 잘 느끼는 바탕을 만들어주고 성관계 30분 전의 달리기는 그 가능성을 더욱 중

폭시켜준다는 사실을 이제 이해하셨을 겁니다. 혹시 커플이 이 책을 같이 읽었다면 함께 편한 운동화를 찾으세요. 그리고 밖으로 나가 달리는 겁니다. 빠를 필요는 없습니다. 견딜 수 있는 만큼 심장이 콩닥거리며, 혈액을 순환시켜 땀이 흠뻑 쏟아질 만큼이면 됩니다. 그렇게 30~40분을 달렸으면 얼른 되돌아오세요. 더 뛸 수 있어도 뛰지 마세요. 우리에게 필요한 것은 달리기로 전국일주가 아니라 단단한 발기와 코까지 찡한 오르가슴입니다. 돌아왔으면 15분씩 번갈아가며 꼼꼼히 씻으세요. 그렇게 30분이 지나면 다시 한 번 땀을 흠뻑 흘리는 겁니다. 서로에게 몰두하며 달리기가 주는 선물을 진하게 느껴보는 겁니다.

모든 것은 연결되어 있다

대학병원에 근무하던 시절, 기억에 남는 환자가 있습니다. 그 영감님은 팔순을 앞둔 나이였습니다. 병명은 발기부전이었으며, 받은 수술은 '세 조각 음경 보형물 삽입술'이었습니다. 그 수술은 발기부전의 여러 치료법 가운데 가장 높은 비용과 난이도를 자랑합니다. 수술 재료의 비용만 1500만 원이 드는 고가의 처치였습니다. 지금도 그렇지만 20년 전의 1500만 원은 적은 돈이 아닙니다. 웬만한 부자가 아니라면 재산의 상당 부분을 차지하는 금액입니다. 그런 비싼 수술을 팔순에 가까운 노인이 받은 것에 적잖이 놀랐습니다. 수술로 발기력을 되찾는다 해도 그 효과를 누릴 시간이 너무 짧다고 여겨졌습니다. 눈치 없이 돌직구를 마구 날리던 어린 시절의 저는 결국 궁금증을 참지 못하고 영감님께 질문하고 말았습니다. "비용이 만만치 않은데, 영감님 연세에 굳이 이 수술을 받으신 이유를 여쭤봐도 될까요?" 한참을 웃던 영감님은 표정을 거두고 잠시 생각에 잠겼습니다. 저는 묵묵히 수술 상처를 소독했고, 잠시 후 영감님은 이야기를 시작했습니다.

"할멈이 있는 것도 아니고, 애인이 있는 것도 아니라오. 단정하게 살아왔고 남은 날도 단정하게 보내고 싶어. 사실 이 수술을 했다고 해도 죽을 때까지 누구와 몸을 섞을 일은 없을 것이오. 하지만 나는 죽어도 남자로 죽고 싶다오. 아니, 죽을 때까지 남자이고 싶은 거라오. 남자는 언제든 해야 할 일이 있을 때 할 수 있다는 자신감이 중요하오. 난 평생을 그렇게 오랜 시간 당당하게 살아왔소. 내게 성생활을 한다 안 한다의 문제는 중요하지 않다오. 오직 내가 남자로서 맞이할 가능성에 대처할 수 있냐 없냐가 중요하오. 그건 내가 남자냐 아니냐의 문제이기 때문이오. 자신 없는 마음으로 지낸 지난 몇 년이 무척 괴로웠소. 그래서 수술 받은 지금은 마음이 무척 개운하다오."

이야기를 들려주던 영감님의 눈에는 선명한 힘이 있었습니다. 수술 덕분에 얼마만큼 자신감이 회복됐는지 한 번에 알 수 있었습니다. 영감님은 남자답게 웃는 얼굴로 퇴원했고, 남자인 채로 죽고 싶다던 말은 제 기억 속에 남았습니다. 남자가 남자로 살아가는 것, 죽을 때까지 남자이고 싶다는 것. 여러분은 어떤 생각이 드시나요? 저는 아직도 이 이야기를 무척 매력적으로 여기고 있지만, 요즘 세상에서 모든 사람에게 공감을 얻기에는 어려움이 있어 보입니다. 20년 전과 달리 지금은 남자가 남자인 채로 살아가는 것이 너무 힘든 세상이기 때문입니다. 실제로 진료를 보고 있으면 성생활이 전혀 없는 중년 남성들을 어렵지 않게 만날 수 있습니다. 육칠십 대의 노년이 아닌 사오십 대의 중년 남성 말입니다. 부부가 함께 사이좋게 진료하러 들어왔는데, 부부관계를 안 한 지 몇 년이 지났다는 커플도 없지 않습니다. 그들은 아침 발기가 없고 부부생활을 하지 않아도 곤혹스러워하지 않습니다. 차분한 표정으로 자신의 상태를 설명하고 건강을 점검할 뿐입니다.

하루하루 적응하며 살아남기도 힘든 세상이라 합니다. 남자로서 노년까지 성기능을 유지하며 살아가는 사람이 과연 얼마나 될까 싶습니다. 중년의 나이에 일찍 성기능이 떨어져도 크게 당황하지 않는 이유는 많은 중년 남성이 그러하기 때문일 것입니다. 이런 상황에서 성기능을 위해 운동에 흠뻑 빠져보란 제안은 다소 설득력이 떨어집니다. 운동보다는 담배 한 개비에 손이 가는 세상입니다. 차라리 소주 한 잔을 입에 털어넣고 못 잔 잠이나 실컷 자는 게 더 나아 보입니다. 하지만 그것은 현명하지 않습니다. 모든 것은 연결되어 있기 때문입니다. 남자가 남자로서의 기능에서 고개를 돌리면 다른 것들도 망가진다는 걸 알아야 합니다. 지금까지의 내용을 읽으면서 성기능이 얼마나 주위 환경과 질병에 민감하게 영향을 받는지 알게 되었을 것입니다. 성기능은 마치 신체 건강을 반영하는 거울과 같습니다. 이것을 외면하는 일은 건강 자체를 외면하는 것과 다름없습니다.

이 책을 읽으면서 몇 가지 특정한 요소가 반복된다는 걸 알았을 겁니다. 자율신경, 부교감신경, 스트레스, 남성호르몬, 수면, 혈관의 이완 같은 요소들이 꾸준히 언급되었습니다. 다른 부분을 이야기하는데 같은 요소가 반복해서 등장한다는 것은 서로 상호작용하고 있다는 뜻입니다. 분리되어 있지 않고 연결되어 있다는 의미입니다. 혈관은 자율신경과, 자율신경은 스트레스와, 스트레스는 수면과, 수면은 아침 발기와 연결되어 있습니다. 당뇨는 고혈압과 고지혈증과 통풍과 연결되어 있으며 비만과 합심해서 우리 몸의 혈관과 신경과 호르몬 작용을 망가뜨립니다. 이쪽은 저쪽으로, 저쪽은 또 다른 쪽을 우회하여 이쪽으로 영향을 줍니다. 어느 하나 독립적이지 않습니다. 그래서 성기능은 한두 가지의 대책으로 간단히 개선되지 않습니다. 정력제로 유명한 음식을 먹는다고 해결되지 않습니다. 성기능에 영향을 미치는 요소들의 상호작용을 이해하고 동시에 관리해야만 지켜낼 수 있습니다.

하지만 각각의 요소를 모두 관리하는 것은 불가능에 가깝습니다. 우리는 그 세세한 작용을 모두 이해하지 못하고, 이해한다해도 일일이 신경 쓸 수 없습니다. 이럴 때 가두리 어망 같은 것이 필요합니다. 어촌에서 물고기를 잡을 때 쓰는 바로 그 어망 말입니다. 가두리 어망은 밧줄만 잘 당기면 낚시로는 절대 잡을 수 없는 양의 물고기를 한 번에 잡을 수 있습니다. 가두리 어망의 그물은 밧줄과 서로 복잡하게 연결되어 있습니다. 어부들이 배 위에서 줄지어 영차영차 밧줄을 당기면 촘촘히 엮인 그물이 끌려 올라옵니다. 그 속엔 온갖 물고기들이 가득 차 있습니다. 가두리 어망을 가진 어부는 고기를 많이 잡기 위해 각각의 물고기가 어떤 특징을 가지는지 연구하지 않습니다. 대신 밧줄을 어떻게 잘 당길지만 연구합니다. 밧줄을 잡은 손이 어느 위치에 있어야 아프지 않은지, 당기는 팔이 어느 방향이어야 어깨가 상하지 않는지만 주의하면 됩니다.

달리기가 바로 가두리 어망의 밧줄입니다. 잡아 올리는 것은 건강과 성기능입니다. 이 둘을 잡기 위해 달리기라는 그물을 바다에 던지면 맑은 정신과 낮은 스트레스, 깊은 수면까지 덤으로 딸려 올라옵니다. 지금껏 여러분은 이에 대한 원리와 안전하게 달리는 방법, 어느 정도의 강도로 얼마나 달려야 하는지까지 자세히 배웠습니다. 이제 영차영차 당겨보는 겁니다. 습습후후 달려보는 겁니다. 성실하게 자신만의 속도로, 어제보다 나아질 오늘의 나를 위해 약속을 지켜나가는 겁니다. 몇 달이 지나고 반년을 넘기면 성기능과 깊은 수면이 돌아오고 스트레스로부터 유연해지기 시작합니다. 화가 나면 담배가 아닌 운동화를 찾기 시작합니다. 체력이 좋아지고, 일에 재미가 붙고, 여러 성인병에서 차츰 자유로워지던 어느 날, 시커먼 바닷속에서 커다란 물고기가 스멀스멀 올라올 겁니다. 행복이라 불리는 묵직한 그 녀석 말입니다.